异常心理咨询导读

格桑泽仁 著

四川大学出版社

责任编辑:唐　飞
责任校对:蒋　玙
封面设计:墨创文化
责任印制:王　炜

图书在版编目(CIP)数据

得觉心理咨询导读 / 格桑泽仁著. 一成都:四川
大学出版社,2015.12
ISBN 978-7-5614-9240-6

Ⅰ. ①得… Ⅱ. ①格… Ⅲ. ①心理咨询
Ⅳ. ①R395.6

中国版本图书馆CIP数据核字(2016)第003058号

书　名	得觉心理咨询导读	
著　者	格桑泽仁	
出　版	四川大学出版社	
地　址	成都市一环路南一段24号(610065)	
发　行	四川大学出版社	
书　号	ISBN 978-7-5614-9240-6	
印　刷	四川盛图彩色印刷有限公司	
成品尺寸	130 mm×95 mm	
印　张	4	
字　数	100千字	
版　次	2016年4月第1版	
印　次	2016年11月第2次印刷	
定　价	38.00元	

◆ 读者邮购本书,请与本社发行科联系。
电话:(028)85408408/(028)85401670/
(028)85408023　邮政编码:610065
◆ 本社图书如有印装质量问题,请
寄回出版社调换。
◆ 网址:http://www. scupress.net

目 录

1. 心理咨询是什么

传统的心理咨询（counseling）是指运用心理学的方法，对心理适应方面出现问题并企求解决问题的求询者提供心理援助的过程。来访者就自身存在的心理不适或心理障碍，通过语言文字等交流媒介，向咨询者进行述说、询问与商讨，在其支持和帮助下，通过共同的讨论找出引起心理问题的原因，分析问题的症结，进而寻求摆脱困境、解决问题的条件和对策，以便恢复心理平衡，提高对环境的适应能力，增进身心健康。（摘自百度百科）

2. 得觉咨询是什么

得觉是简单的智慧，简单的生活智慧，生活中喜悦的简单智慧，是可以运用的快乐思维，是幸福行动和拥有的面对当下的能力。简单地说，得觉就是智慧的生活。

以学术化表述，得觉就是得道觉行，可以分为四个层次的境界，依次为：不得不觉，得而不觉，有得有觉，不得而觉。归纳起来就一个字：觉。

所知所有，所感所悟，所显所能，得也；似月似水，是月是水，非月非水，觉也。

咨，谋事为咨。策划方案，寻找规律，确定目标，找寻动力源，为咨。

询，询问，请教。反复确认咨的内容，为询。

广义的得觉咨询，就是寻找自然规律、社会规律、群体规律、人际规律、个体规律，引导来访者顺应个体规律，融入人际规律，遵循群体规律，符合社会规律，尊重自然规律，顺道而行。狭义的得觉咨询，就是找到内心的动力源，构建内心的和谐，达到内心的平衡。

3. 得觉咨询的目标是什么

得觉咨询的目标就是帮助来访者寻找到动力源，启动动力源，构建自我和谐，达到内心平衡。助人自觉、自然、喜悦地生活。促其找到自主达至和谐的路径，获得调控自我平衡的能力，从而能够应对生活中一切的发生。

4. 得觉咨询如何找到动力源

得觉咨询从立体的、系统的、多维度的角度直达动力源。在三个维度的空间里运作——社会、精神、生活，以生活为落脚点，以社会百相为看点，以精神为内化源，以当下的情绪状态为入口，直接进入内心，找到并直接启动动力源。

5. 浔觉咨询的流程

系：建立关系，我定自安。

注：专注自我，心听信息。

时：把握时机，寻找窗口。

拨：拨动心弦，启动动力源。

续：一旦动力源启动，则立刻嫁接开关，并重复确认，将其日常行为习惯转化成持续变化的启动点。

6. 浔觉咨询的评估方法

得觉咨询的效果，从来访者来说，能够达到每一次习惯的开或关行为，都可以实时感觉到内心充满去面对挑战的力量。遇事不慌，遇情不乱，与己不纠，与人相善，与物不缠。处处无心，处处有心，无心之处有专注，有心之处有重点。有喜不狂，有悲不沉，时时觉察情绪的起伏，处处感受生命的状态，充满能量，充满自信。把控和面对当下可控状态，顺应和转换当下不可控状态。具体来说：

（1）当纠结来临，可以立刻觉察，并有方法去处理。

（2）事件发生，不逃避，敢面对，有力量和信心，能够找到方法和路径。

（3）被人误解，面对非议，情绪不失控。

（4）唤起新的生活激情，确定新的目标，或对原来目标更加有信心。

（5）有新的生活习惯。

（6）有新的人际圈。

（7）健康改善。

（8）美好的心情和状态具有感染力。

（9）正言善行，自律自觉。

从咨询师的角度来观察：

（1）不再来寻求解决问题，而是带着积极的动力源来探讨。

（2）感恩，不依赖，咨询轻松自然。

（3）互动流畅，咨访关系平衡，能量互长，咨询师也被滋养。

7. 得觉咨询的理论基础

得觉体系的理论基础是自我理论，得觉的自我理论应用和实践达到一定的层阶，就可以享受得觉的人生。得觉为了研究方便，把"自""我"这两个字分开来研究，去了知自己内在的对话的模式。得觉认为"我"是人们后天形成的，在成长的历程中逐渐组装起来的，用来向外进行交流的媒介和工具。我是标签、角色、面具、习惯和责任。"我"是用来完成社会角色的，用来做事的。面具由价值观和能力组成。

"自"是人们与生俱来的，包含能量、体验、感受与念头。"我"把正向的信息传递给"自"，"自"就产生正向的体验，正向的体验产生正向的念头；"我"把负向的信息传递给"自"，"自"就产生负向的体验，负向的体验产生负向的念头。

自我和谐是"自"不去修改"我"，而是接纳"我"，认同"我"，支持"我"，在"我"的行为中不去内耗，积极行动。自我冲突就是"自"不接纳"我"，或者"自"不接纳"我"

的某一个部分，某一个角色，某一种身份，某一种面具，从而"我"得不到"自"的支持；自我冲突也可以是"我"不适应"自"，"我"不顺应"自"，"我"的价值观不容纳"自"，"我"压抑或者拒绝"自"，从而"自"和"我"进行分离。

社会生活中的人们大部分是自我和谐的，或者可以这么说"社会生活中的人们大部分时间是自我和谐的"，人们能够拥有比较健全的"自"与"我"的和谐模式，用这样的模式在社会中完成相应的社会角色，不会产生巨大的冲突。

冲突和情绪化实际上是"自"与"我"的平衡被打破，平衡打破后的表现因各自的程序不一样而表现各一。有人会以"我"为中心，以"我"的价值观为武器，向外；有人会以"自"为中心，压抑"我"的价值观和习惯，向内。

向外的人，不想改变自己，而通过改变外面的人和世界，以求达到平衡，以偏执型、控制型、说教型、情绪化、躲避逃逸等形式表现；向内的人，无力改变外界，通过内在改变而取得和谐，但是长此以往，若达不到内心的真正改变则表现出冲突，可以是精神分裂、抑郁、焦虑、纠结、冲突。

而这种种现象，都是内心动力源向外显化的信号。这些信号也正是咨询师可以捕捉并应用的工具和窗口。例如，如果是情绪显化冲突，我们首先要处理其情绪，转化其情绪。在处理和转化情绪的时候，我们可以借机评估和判断是价值观的问题、感受的问题，还是习惯的问题、角色的问题、体验的问题，从而决定改变其情绪动力源，松动价值观或改变感受和习惯，缓解情绪。

窗口的展现，如同火山口，告诉我们火山的中心点在哪里，如果能量出不来则产生内在地震；能量向外，则火山喷发，破坏外界。我们要松动其价值观，改变价值观，构建新的价值观，从而构建新的习惯，以构建符合适应新的环境的价值观。向外行善好好做人，将获得清新、自然，向内修善，内修德性，内修念力，让"自"去接纳现实的自己，真实的自己，当下的自己。从已有的自己起步，达成外不去修改、内不去损坏、从拒绝到接受、从接受到接拿、从接拿到接纳、从接纳到和谐的阶梯式成长、竹节式提升、流水式转换。如水中倒影，自然生长，不去改变水，让其自然显化；如空中云彩，不去拨动和吹拂，而像天，包容，让其存在；如甘露滋润大地，不求多与少；如日月普照万物，不求回报，让"自"和"我"达到和谐，并在和谐中去顺应内心，符合社会，遵循自然。

　　自我成长可以经由"我"里价值观的改变，从而改变传向"自"的信息的性质，或者信息的强度；也可在"自"里直接改变体验和感受，处理情绪。甚至"自"的不好的感受和体验，转化成为改变"我"的能力和价值观的动力。

8. 得觉咨询的工具和媒介

得觉咨询的目的是唤醒对方，启动对方动力源，让其自动、自觉、自然地灵动起来、鲜活起来。实现这个目标的路径是多渠道的，比如通过视觉、听觉、触觉、体觉、整体觉，甚至第六感觉；相应的，就可以借用空间、时间、光线、温度、色彩、季节、气味、物件等。总之，会利用当下能用的所有东西作为工具或媒介实现咨询师与来访者的深度沟通和唤醒。常用的如A4纸、毛笔、杯子、椅子、报纸、书、树叶、花、动物、水果、电脑、手机、得觉相牌等。

9. 得觉相牌

相牌是一种心理投射工具——寻求心灵成长的人们，借助相牌，以更广的视角更深刻地认识自己，探索生命，更富有觉察地生活；心理学工作者用相牌给来访者做咨询辅导，唤醒人们的内心对话，让人们看到自己的思维和行为模式，更有效地助人自助；教师把相牌用在学校教育中，用相牌训练学生的想象力、创造力，开发儿童潜能；医学工作者在临床过程中，用相牌帮助人们走上身心整体康复之路；人力资源管理者用相牌进行团队建设，发现人才，用好人才。

相牌，植根于中国传统文化，双钩汉字、蜡笔画、字卡、画卡的阴阳搭配……都带有明显的东方色彩，是典型的东方文化符号，使用过程中更容易引发内心的亲切感，引起人们的情感共鸣。因此，自相牌问世以来，玩法不断翻新，用途不断拓宽，新、奇、趣一路相伴。

10. 得觉咨询的用法

方法一：文字和图片结合，有效投射内心。让来访者随机从两组牌中各抽取三张，形成三对牌，让其逐对讲述看到的内容并进一步陈述看后的感受。心理咨询师可以根据来访者的描述分析出他的心理活动状态，然后引导他走出心理困惑。

方法二：破冰。对于不太配合或者语言表达能力较弱的来访者，让其朗读已经写好的每张相牌对应的文字说明，之后进行下一步讨论。

方法三：自我暗示。可以训练自我思维模式，先给自己提问，同时抽取一对或三对牌。针对具体的、比较明确的问题时，抽一对卡容易找到答案。接纳负性内容的同时进行正向的自我暗示。

　　方法四：和小朋友一起玩，会有无穷乐趣。让小朋友自己抽出几对牌，让他们讲故事，你会看到成年人和他们相比想象力有多匮乏。

　　方法五：同伴沟通或集体活动。比如，希望保持良好关系的两个人，各抽一对牌，先各自看自己卡片的内容，然后两人在不看对方卡片的基础上随机交换其中一张，看完后相互分享，即可进行良性沟通，形成更加和谐的人际关系。

案例一：《嫁给明星的女人》

录自某电视台某节目

备注：Y〈L初恋女友〉

解析： 电视台的节目，是以讲故事的形式展开的。从这个案例里面，可以看到当事人的自我平衡在哪里，是自我失衡（"自"大于"我"或"我"大于"自"）还是自我平衡。这个案例中使用了催眠，把当事人导入催眠之后做了什么？如何调整自我平衡？是调"自"还是调"我"？怎么调？让我们来看一下案例。

【主持人】幸福就在纠结的背后，问题的关键只在于，你是否有勇气去面对纠结，去寻找幸福。今天在我们的心理援助空间，为嘉宾提供帮助的是心理学专家——得觉疗法的创始人，格桑泽仁先生。最近，北京的P女士给我们栏目打来电话，说她的先生最近行踪可疑，她怀疑是有了别的女人。同时她还用手机拍下了一段她的先生跟一位陌生女人约会的视频。P女士的怀疑是不是真的？她的先生是不是真的出轨了？今天P女士也来到了我们的演播室，我们有请她上场。

您好，请坐。

【妻　子】您好，主持人。

【主持人】你的丈夫叫L是吧？以前他还曾经写过一首歌叫《××××》，《××××》这首歌好像曾经很流行，现在KTV里面也还是有人会点这首歌。

【妻　子】所以我现在就想，因为L这个人，他想法比较单纯，如果有一些年轻的小女孩，对他崇拜什么的，他肯定会觉得人家比我好啊。

【主持人】我觉得不一定就是有什么出轨的事情吧。

【妻　子】那不是，首先他对我的态度就有问题。

【主持人】态度有什么变化？

【妻　子】就是对我比较冷淡吧。原来他一回来，他的手机就放到桌上，比如说一来电话我就随便接，现在我看不到他的手机。

【主持人】你现在主要的担心是自己的魅力不够了？

【妻　子】不是，是因为我们俩没有孩子，首先就有一个不稳定因素，而且我的身体也不好。

【主持人】你们结婚十几年一直没有孩子吗？

【妻　子】没有。

【主持人】你跟他认识的时候，大概是多大年龄？

【妻　子】那时候二十多一点。

【主持人】是怎么认识，怎么相爱的呢？

【妻　子】他小姨就是我们西安人，我们去他小姨家玩，他刚好
　　　　　也在。他吉他弹得特别好，还玩花样，当时他说在西
　　　　　安有演出，我还去看了一场他的演出。我那时候对他
　　　　　崇拜得不行。

【主持人】弹着吉他唱着歌的这种年轻男人，对很多女孩子都很
　　　　　有杀伤力。

【妻　子】对对对。

【主持人】然后你们俩就在一起了？

【妻　子】对，半年以后他在西安的演出演完了，就想到下一个地方去演出，到新疆。我陪他去火车站买了到乌鲁木齐的票，买完票回来的路上，我都哭得不行了，哭得可伤心了。

【主持人】就觉得跟他要分开了，离不开他？

【妻　子】那时候特别难过，就受不了了，我说不行，我得走，跟他一起去。他说他是一个流浪人，我那时候还不知道流浪人，现在我明白什么叫流浪人了。我说我不在乎一个流浪人，我真说了这话。

【主持人】你走的时候，跟家里人说了吗？

【妻　子】我肯定不敢跟父母说，你想，我在西安好好上着班呢，我就跟他跑了。

【主持人】可以说你是为了L，舍弃了原来的生活，甚至有一点背叛的意思。

【妻　子】对。

【主持人】就是背叛了妈妈，就这样跟他走了？

【妻　子】对对对。

【主持人】那应该是一段很投入的爱情。

【妻　子】对啊，我们那时候在外头，包括以前在跑嘉宾演出的时候，我觉得那段时间虽然挺累的，但是我觉得蛮好的，挺幸福的。

【主持人】看得出来你对L是投入了非常深的感情。

【妻　子】那是，我们在一起这么多年了，肯定是有感情的。

　　解析： 这是一个爱情故事，一个年轻的女孩崇拜一个有才华的男人，在"情"的带动下，"我"做了决定去追随他。女孩说跟他在一起到处去演出的时候，"我"虽然累，但"自"幸福。她的"自"和"我"是统一的，这时她的"我"有力量，"自"的情是流动的，"自"满满地支持"我"去做决定，"我"顺着"自"的情是流动的，做了该做的事和情，一点都没有冲突和纠结，她体会到了那种满满的幸福的感觉。

【主持人】如果他真的出轨，就是咱们说如果哈，你觉得可能的原因是什么？

【妻　子】可能的原因就是他变心了呗。

播放视频。

旁白：在P女士偷拍的这段视频中，戴帽子的男人就是她的丈夫L。据P女士说，两人结婚已经有十几年了，最近丈夫突然变得神秘起来，并且经常偷偷与这个衣着阔绰的女人见面。在P女士的手机里，有好几段两人约会的视频。

【记　者】您认识这个女的吗？

【妻　子】我不认识，我从来没见过。

【记　者】那你有没有问过您先生这个人是谁？

【妻　子】我侧面问过他，我说你最近都跟什么人在一起？都接触过什么人？他跟我说了一圈，都没有提到过这个女的。

【记　者】就一直没跟你说是吧？

【妻　子】没有。

旁白：P女士带着记者，来到她的丈夫L工作的录音棚。

【妻　子】L呢？

【男同事】嫂子。

【妻　子】L没来吗？

【男同事】嗯，刚才还在呢，你有事吗？

【妻　子】听说他今天在这儿录音呢，我带电视台来采访一下。

【男同事】哦，你之前没给他打过电话？

【妻　子】跟他说好在这儿见的啊。

【男同事】是吧？他好像接了个电话，然后就出去了。

打电话中，无法接通。

【妻　子】无法接通。

【记　者】要不然你再试一下，可能是在电梯里面信号不太好。

　　旁白：P女士又连续拨打了几次丈夫的手机，电话仍然是无法接通，这让P女士变得非常不安。她提出，带记者去她丈夫与那个女人经常见面的咖啡馆看一下。

【妻　子】小姐，麻烦问一下，有没有看到一个四十多岁、戴着帽子、长头发的男人来过你们这儿？

【服务员】见过，不过已经走了。

【妻　子】大概什么时候走的？

【服务员】走了一会儿了。

旁白：随后，P女士又一次拨打了丈夫的电话，这一次，电话打通了。

【妻　子】L，你在哪儿呢？

【丈　夫】我在外面呢。

【妻　子】我在录音棚呢，你能过来吗？

【丈　夫】哎，我在外边有事。

【妻　子】有什么事？你跟谁在一起呢？

【丈　夫】我和别人啊，就是谈一些事。

【妻　子】我现在正找你有事，你在哪儿？我找你吧。

【丈　夫】你干嘛？胡闹什么？

【妻　子】我没有胡闹，我就找你有点事。

【丈　夫】我晚点回家。完了，我手机快没电了。

【妻　子】喂？

【记　者】挂了？

　　旁白：虽然P女士不断地拨打丈夫的手机，但是电话始终处在无法接通的状态，这让P女士非常伤心。记者只能跟P女士一起回到他们在北京的住处等候L。

【妻　子】房子小。

【记　者】没事。

【妻　子】条件也差。

　　旁白：没想到，曾经名噪一时的歌星，竟然居住在这样一间不到十平方米的房子里。屋里的摆设陈旧不堪，这让我们十分惊讶。

【妻　子】在北京这地方房租贵，住这样的地方还能稍微便宜点。

【记　者】哦，那把吉他是您先生的吉他吗？

【妻　子】对。

【记　者】我能看一下吗？

【妻　子】看吧，这把吉他都成这个样子了，这把吉他跟着他二十多年了，比我跟他的时间还长呢。

【记　者】哎哟！

【妻　子】他创作就用这把吉他。

【记　者】这个是磨的是吗？

【妻　子】这都是用手磨的。

【记　者】这个地方？

【妻　子】所有这些都是他磨的，想出专辑，写了好多歌，还有歌本，比这多的还有好多东西呢。

【记　者】这都是L写的是吗？

【妻　子】都是我们的原创作品。

解析：从吉他开始那一段，我们可以感受到满满的情。面对当下的问题她会有负面情绪，但是一旦谈到他的吉他和他的歌本，她就有很深的感情流露——她和丈夫是合二为一的。她的情在"唱歌和L的创作"的事情上，情其实一直是没有断的，满满地在那里支持着。

旁白：四年的时间，L在北京一共创作了一百多首歌，他一心想出一张专辑，为做这张专辑，他几乎花光了所有积蓄。

【记　者】那你们现在收入靠什么？

【妻　子】收入？我们现在基本没什么收入，这几年他也不演
　　　　　出，这两年来北京，都是我们以前最早在外面演出挣
　　　　　的钱。吃老本呗。

　　旁白：因为家里的积蓄已经所剩无几，L一直打算把夫妻两
个唯一剩下的西安的房子卖掉。说起未来的生活，P女士满脸忧
郁。

【妻　子】最坏的结果是我们俩已经老了，他也演不了了，我们
　　　　　俩年龄都非常大了，没有固定工作，也没有住的。他
　　　　　倒好，在外头还认识一个。如果我把房子也给卖了，
　　　　　他在外头跟别人跑了，我到时候一无所有。等到五十

岁以后，我没有房子，身体也不行，连一个扫地的工作都找不到，那我怎么办？现在房子我就不卖嘛，我好歹有一个住的地方，但是他就一直说，你看你也不支持我。

旁白：对于丈夫的这种指责，P女士满腹委屈，因为作为丈夫的经纪人，P女士陪丈夫东奔西走了十几年；作为一个女人，她付出了太多东西。

【妻　子】你知道我在外面做了几次流产吗？别人流完产，有父母在家给熬鸡汤，我连鸡毛都没见过，更不要说什么坐月子。早上，我把手术做了，做完手术以后就出院去火车站，排队买票，下午要赶到他晚上演出的地

方。买不到座位，就买站票，站到他们演出的那个地
方，到那儿脸色都变了。

旁白：因为多次流产，而且不能休养，P女士至今没有孩
子，年过四十的P女士感到了从未有过的危机感。可是这一切，
丈夫却不以为然，直到深夜，L才醉醺醺地回到了家。

【妻　子】你干嘛去了？我问你话呢，干嘛去了？
【丈　夫】这干嘛？
【妻　子】什么干嘛？我问你干嘛去了？
【记　者】L先生你好，我们是山东电视台的记者。您妻子跟我
　　　　　们说了一些你们之间发生的问题，我们看能不能帮忙
　　　　　解决一下。

【丈　夫】你带记者过来干嘛？我什么事没见过，你什么意思？

【记　者】你不要误会，我们没有别的意思。

【丈　夫】给我关掉。

【记　者】L先生，您千万不要误会。

【丈　夫】你干嘛？关掉，听见没有？我心情也很乱，你知道吗？你什么意思？

【妻　子】我什么意思？我就想知道你下午跟谁在一起。

【丈　夫】我要回家，这是我的家，让我舒舒服服地休息一下。

【妻　子】你现在要舒舒服服地休息，我找了你一下午都找不到，你就告诉我你下午干嘛去了。

【丈　夫】我能干嘛，我什么事情都要和你解释吗？我需要吗？

【妻　子】对啊，我以前怎么不问你？我为什么现在问你？

【丈　夫】我手机没电了，我有我自己的事情知道吧，我在录音棚，朋友要找我做音乐。

【妻　子】录音棚？我到录音棚怎么没找到你？

【丈　夫】我有很多事情，我都要告诉你吗？我都要一一跟你解
　　　　　释吗？你累不累？是你累还是我累？我回家了让我好
　　　　　好休息一下。

【妻　子】你想休息，你想在家里休息，你不是愿意在外面待着
　　　　　吗？

【丈　夫】这是你家还是我家？

【妻　子】这是我家，我就要让你往外走。

【丈　夫】你们别动。

【妻　子】干嘛啊你？

【丈　夫】滚！

【妻　子】不是你让我滚，是我不想跟你过了，离婚！

【丈　夫】谁不离谁是个瘪犊子！

【妻　子】这是你说的话。

【丈　夫】谁不离谁是个瘪犊子！

【妻　子】你别拿手指我，我跟你说，我要走！你还拿手指我，你想干嘛？

【记　者】别激动别激动。

【妻　子】不是激动，这个人是个疯子，神经病！

【丈　夫】滚！

【妻　子】让我滚？我跟你讲，我要是跟你过，我就是你孙子！

【记　者】你去哪儿啊？

【妻　子】我走！

　　解析：两口子吵架大部分都是这样，一个人带着满满的情绪去攻击和指责，另外一个人可能还有点莫名其妙。这个情绪是在"自"里，是一种满满的负性能量，它要出去，因此它不会用"我"去筛选和梳理，也不会用"我"去想该不该这么说。L本来是自我和谐的状态，当P女士的情绪像子弹一样打来的时候，他会用"自"还是"我"拿出来抵挡？"我"！是的，因为当"自"和"我"同时回来，有一个机关枪打进来的时候，"自"容易受伤。所以他就很快地把"我"推到前面，把"自"藏到里面，全是反弹回去的东西。

【主持人】记者说服了L，让他来我们的现场，一起来聊一聊。
我们有请L上场，你好L。

【丈　夫】主持人你好。

【主持人】请坐。L是《××××》的原创，我相信现场的观众应该也都听说过这首歌，我们现在请L唱一下这首歌好不好？

【丈　夫】好的。

【记　者】妻子也可以再重温一下你们当时相爱的时候L的风采。

L演唱《××××》。

【主持人】我还是第一次听L唱这首歌，怎么在这首歌之后就再也听不到你的声音了呢？

【丈　夫】后来我就到各地演出了，慢慢淡忘了这种创作。

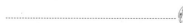

【主持人】刚才P女士说，其实你们在西安的时候，已经开始有一个很稳定的生活了。

【丈　夫】对。

【主持人】而且好像那也是你比较满意的一种生活。

【妻　子】是他答应我的生活。

【主持人】是你曾经许诺给她的生活，你已经很好了，为什么要到北京来？

【丈　夫】因为我对音乐太执着了，真的，我太喜欢了。

【主持人】那种成名的感觉？

【丈　夫】对。

【主持人】一旦尝到甜头之后，就很难忘记了。

【丈　夫】对。

【妻　子】现在跟过去一点都不一样。现在，一首作品想火也不是那么容易的，而且我们做歌全是要花钱的，做一首歌最少的投入都得两万块钱。我们现在光是投入作品，就花了二十多万，这还不包括我们在北京的基本生活费。

【主持人】在西安过着那种稍微安定的生活就不能搞创作吗？就不能实现自己的梦想吗？

【丈　夫】有很多条件，根本就不适合我们原创人在外面停留，只有来北京，才能实现自己的理想。

【妻　子】当时来北京也是这个目的，他说北京能够实现他的梦想。现在写了一百首歌有什么用？

【丈　夫】那是我的，那是我的心血，知道吗？

【妻　子】有什么用？当饭吃？

【丈　夫】有什么用？一旦有一首歌让老百姓认可了，就会改变我们的整个生活，你懂不懂？一首歌如果火了起来，会让其他歌开花的你知道吧？你理解吗，你？

【妻　子】你不用喊！我问你，如果你的歌都火不了呢？

【丈　夫】我的歌火不了，你怎么能知道？

【妻　子】现在我们的存款已经都花完了，我就问你，L，你饿的时候是不是拿一张纸写一首歌就有饭吃了？

【丈　夫】啧，你这种人太现实了你知道吧？

【妻　子】我肯定现实。

【丈　夫】我无法与你解释。

【妻　子】你说的都是实话，我肯定现实。目前家里的一切开销，所有的生活费，都是我在挣，都是我在养家。那我问你，如果我不挣钱养家，你现在吃什么？

【丈　夫】我跟你这样说，这些都是暂时的。

【妻　子】什么叫暂时的？你不用喊。

【丈　夫】我如果离开北京，那我到外边，到任何地方，都有很
　　　　　多的哥们、很多的朋友，我会生活得很好。我来北京
　　　　　肯定要接受这个阶段的艰辛，知道吗？我写了这么
　　　　　多，都是以在别处待了十多年的经历为奠基，都是生
　　　　　活的积累，你以为创作那么容易吗？

【妻　子】你现在说得容易。主持人，我跟着他在外头跑了十几
　　　　　年，当时自己年轻，身体也挺好，帮他联系演出，
　　　　　帮他包装，帮他找HIGH版的伴奏带。各种场合的演
　　　　　出，我都想千方百计帮他联系，然后千方百计帮他结
　　　　　账，为的是什么？为的就是多挣点钱。当时没有条件
　　　　　要孩子，前面刚打掉孩子，后面就坐火车去找他，
　　　　　跟他一起演出，把自己身体都搞成现在这个样子。目

前，我的身体状况已经很不好了，按理说我们已经挣到他以前许诺给我的东西了，是不是我也该在十年以后有一段时间休息？也该把自己的身体调养到一个好的阶段？但是到了现在，我还要出去打工来维持这个家的基本生活。他还口口声声说我不理解他，我问你主持人，作为一个女人，我还要怎么理解他？他来到北京做原创音乐，我也开始学着帮他写歌词，我还不理解他吗？你说我还要怎么理解？

【丈　夫】我也非常不容易，1993年，我到太平洋音像公司，他们看了我的作品，把我所有的作品都扣住了，然后他说让我去发展，我就租了一间房子，不骗你，真的这么大点的一个房间，也就七八平方米的一个地方。当时也不知道什么是苦，房间里就只有一张小桌子，我就在地上铺纸壳，在纸壳上躺着，拿着一把吉他创作，我就过着这种生活。广州本身就潮湿，我身上全是疥疮，就是那种湿疥、干疥，知道吗？我别的没有，只有作品和这些东西。现在有一个明星，不提他名字，在这个明星的专辑里，有我的三首歌，有我的名字，这就是我的作品。当我看到自己的名字时，我高兴得不行，真的。因为我觉得我的作品走向了市场，让社会认可了。

【妻　子】他是个什么样的人，他就认为自己的作品就是精神食粮，自己的作品就是好，而不考虑现实生活。他的这种对音乐的梦想，超越了现实生活。他就是特别执着的一个人，他活在一个童话世界、一部电视剧里。他现在每天的生活就像电视剧，不是现实生

　　　　　　活，明白吗？

【主持人】那现在你们家是靠你在养。

【妻　子】我一天12个小时都在上班挣钱。在北京的开销你们也
　　　　　是知道的。我每天在商场里上班12个小时，一直站在
　　　　　那儿，挣钱维持这个家庭。

【主持人】你在商场里上班？

【妻　子】是啊！

【主持人】做什么？

【妻　子】我做导购。

【主持人】你做导购赚钱？

【妻　子】对啊，每天站12个小时。

【丈　夫】这些都是暂时的，你看旭日阳刚、老男孩，那都是经
　　　　　历，经历……首先他们肯定要维持自己的生活，最后

他们都成功了。这就是例子，还用说吗？

【妻　子】跟你有什么关系啊？我现在只想问你，你现在写歌拿什么写？作为一个男人，你不想办法挣钱养家，整天做这些东西，你用什么做？

【主持人】她作为一个女人跟了你十几年，你能够给她什么呢？

【丈　夫】这些都是暂时的，时间会给我的，总会有一天的，只要有这一天，就会改变所有生活。这是让我们改变，知道吗？

【妻　子】L，我在北京已经给你四年时间了，四年时间了！把我们所有的家底都花光了，给你四年时间了！

【主持人】你在西安有工作吗？

【丈　夫】我在外面演出。

【妻　子】他那时候在西安可以做艺术总监。

44

【丈　夫】对。

【主持人】每个月有多少收入?

【妻　子】最少两万块钱吧。

【主持人】这样的生活不好吗?

【丈　夫】那不是我的理想,真的不是我的理想,根本一点都不是。我就想释放我所有的能量,我就是为音乐而生,为音乐而死。

【主持人】我理解L的想法,我们可以听听大家的想法。

【嘉宾1】实现梦想本身是需要付出很多艰辛和努力的,而这个中间过程是需要忍耐、等待和坚持的。

【主持人】针对他们目前的生活状态,你更支持哪一方呢?

【嘉宾2】我比较支持L先生。

【嘉宾3】如果我才18岁,我坚决支持你。但是现在我40岁了,我就需要一份现实的生活。你可以在外面漂，但是你一定要给这个女人一份她想要的生活。如果你一直带着她在外面过你想的那种生活，那你就对这个女人不负责任。很抱歉，我说得非常直接。

【主持人】刚才在这位观众说想法的时候，妻子在流泪，她说出了你的心声，是吗？

【妻　子】是，我觉得我该支持他的我已经做到了，我不是没有帮他实现梦想，我一直都在帮他，但已经帮到我的极限了，我的身体已经糟糕透顶了。现在我只需要一个稳定的生活，他有一份固定的收入给我，让我可以养这个家，而不是我这么辛苦地去工作。

【主持人】P女士非常希望能够拉你回到一个现实的、稳定的生活，而你又要拉着你们这个家往前奔，奔向一个你认为很美好的未来。但是往这个方向奔的时候，有两种可能，对吧？一种可能是真的奔向了一个很好的未来；另一种可能是你奔了很久，但是依然没有一个很好的未来，你觉得存在这种可能吗？

【丈　夫】如果出现这种情况，我是心甘情愿的。

解析：L是个什么样的人？"自"大"我"小。他的小的那部分"我"是由妻子来替代的。妻子有讲，他只做音乐，所以跑演出、当经纪人、买火车票、缴费都是妻子来做，妻子替代了他部分的"我"。原来一个"自"和一个"我"是和谐的，丈夫怀着满心的能量和激情去追梦，点燃了妻子的激情。所以丈夫演的是两个人的"自"，妻子演的两个人的"我"。这本来是一种平衡，但是现在可能因为一些问题，把妻子从原来的合二为一的状态中分裂了出来，当开始考虑你和我的时候，问题就出现了。我们把这两个人分开，从丈夫的角度来说，其实不会有大问题，他的"自"的能量很强。从丈夫追梦的角度来说，他是自我和谐的，"自"一直引领"我"去做，没有遇到太大的冲突。但是在涉及跟妻子的关系上就出了一些问题，他的"我"对生活的解读是顺从"自"的能量，"我"的价值观是顺从"自"的。

【妻　子】主持人，你有没有想过？他真的是在赌博，他甚至比赌博的成功机率还要小。

【主持人】L现在创作了一百多首原创歌曲，可不可以拿出一首你觉得很好的歌曲，请现场观众一起来欣赏一下？

【丈　夫】好，这首歌很多朋友都认为比较不错。

【主持人】现场的观众，也可以来给L打打分，他这么投入到底是不是在赌博？

　　L表演。

【主持人】我不问大家，我问刚才那位支持L妻子的女士，你觉得L这样投入值不值得？

【嘉　宾】如果是他现在只有18岁，也许他会有很辉煌的那一天，但到了他现在这个年龄，我真的觉得风险很大。

【丈　夫】难道音乐分年龄吗？所有人都知道，这是不分年龄的，特别是原创音乐。

解析：L内在的自我对话是和谐的。

【主持人】你能给她什么？

【丈　夫】其实……

【主持人】你可以直接跟她讲。

【丈　夫】我知道，老婆，其实我的目标还是想改变整个生活。

【妻　子】我跟你说主持人……

【主持人】你可以跟他说。

【妻　子】我跟他说什么？我只想跟你说，他说的这个东西就是在对大家和你说谎。

【丈　夫】你干嘛？你什么意思？

【妻　子】我什么意思都没有，我只是不想糊里糊涂地做再多的

傻事了。我是一个人，我是一个有第六感的女人，我
不是一个傻子，你知道吗？主持人，你把这个给他看
一下，我现在只需要他解释一下，这个人是谁？

【丈　夫】你从哪里搞的？

【妻　子】你不要管我从哪里搞的，我就想知道这个人是谁，你
　　　　　们是什么关系。我现在就需要你正面地回答我。

【丈　夫】我们搞这一行和异性接触太多了，你干嘛？你还找人
　　　　　跟踪我？你还要干嘛？

【妻　子】我什么都不想知道，我就想知道你们到底是什么关
　　　　　系。

【丈　夫】我走行吗？

【妻　子】你往哪儿走？

【丈　夫】我走可以吧？

【妻　子】你现在是不是觉得自己刚才说的话是在骗小孩？穿帮了，你准备走？

【丈　夫】你都成女间谍了你！

【妻　子】什么叫女间谍？你别走，L你过来！你别走，你跑什么啊你？你上来把这话说清楚！

　　解析：L的"我"是不成熟的，他没办法应对突发的事件，没有办法应对时，躲避是"我"的本能反应，所以他就走。

【格桑老师】L的整个人生过程都在追逐自己的梦，把所有的问题都留给了现实生活中的"我"。这位带着梦想过日子的男人，当他的事业开始受挫的时候，P女士的生活也就受挫了。

旁白：这次录制结束，夫妻两人回到了北京，值得一提的是，他们并没有乘坐同一列火车，这似乎也预示着这对夫妻最终将会分道扬镳。几天之后，记者突然接到了P女士打来的电话，她说，她了解到那个女人约丈夫第二天在录音棚见面。P女士按照短信上约定的时间来到了录音棚，正巧碰上L准备坐上一辆豪华轿车。

【妻　子】L，你干嘛去？你在那儿站住，你干嘛？这是谁？快拍她，就这女的，就是她！

【丈　夫】走，你干什么？你让我怎么跟你解释？

【妻　子】L你给我等着，你等着！我跟你说，有你好看的！

旁白：在记者的劝说下，L决定再次来到演播现场，与妻子当面解释清楚。

【主持人】现在L终于回到了我们的演播室，也回到了P女士的面前，我想，有些话你还是当面跟P女士解释清楚比较好一些。

【丈　夫】说句实话，她是我的初恋女朋友，在微博上她给我留了言，跟我联系上了。

【妻　子】我就问你一句，你们是什么时候联系的？

【丈　夫】一个半月以前。

【妻　子】挺好。

【丈　夫】你不要乱猜疑！

【妻　子】我是猜疑呢，L，你现在说的每一句话，你都给我记清楚了。我是在猜疑。继续说。

【主持人】L，你有什么要跟P女士解释的吗？

【丈　夫】她在微博上留言了，这样我们肯定要见一两次。她知道我的情况，她愿意帮助我，就这意思。

【妻　子】今天，你终于让我彻底死心了，你明白吗？对目前这段婚姻，我告诉你，此时此刻，我死心了。

【主持人】你跟初恋的女朋友？

【丈　夫】她老公去世了，就这么恰巧，她老公去世了。她接管了她老公的产业。她了解我这种情况，毕竟以前初恋的时候，她知道我有这些才华。你让我怎么办？对不对？我眼前这种发展她是知道的，她愿意帮忙，你让我怎么办？

【妻　子】L，我现在就可以告诉你，在这儿，我立马成全你。我跟你在一起十多年，从你什么都没有一直奋斗到……跟你东奔西跑一直奋斗到我们在西安买了房子，有了存款，我什么都没有做？我什么都没有做？我打了几次小孩，从来没有像一个正常女人一样休息过一天。我没有为你L做过任何事情？我认了，前面做的一切我都认了，我所有的存款花光，我也认了。今天你想要这个房产证，我在一个月前已经准备好了，我给你带过来了，还有我写的离婚协议书。L我跟你说，一旦签了这份离婚协议书，我永远都不会跟你L过一天。

【丈　夫】什么时候的事？

【妻　子】我还写了一封信，你坐好。

【丈　夫】你干嘛呢？

【妻　子】有多远，你走多远。这封信，至于你愿意看还是不愿意看，是你自己的事，你如果不愿意看可以把它扔掉。你坐到离我远一点的地方，请！

【丈　夫】你什么时间搞的？

【妻　子】我觉得自己的婚姻很失败，我觉得我当年太任性了，对不起我妈妈。我妈当时跟我说的话，我当耳旁风，我希望年轻的女孩以后能够多听父母的话。坐到你该坐的地方去！

【丈　夫】我知道，我知道了，这么长时间……好了老婆，这么长时间，我也知道你为我付出的辛苦，说心里话，我不敢告诉你。你也知道我眼前这种发展……

【妻　子】L，坐到你该坐的地方去！

【丈　　夫】好不好？

【妻　　子】我再说一遍，坐到你该坐的地方去。我希望年轻的小女孩，以后当父母跟你说什么的时候，你一定要相信父母是为你好。还有，我特别感谢L的父母，他爸妈对我就像我亲生父母一样，他妈还跟我说过："小P，你身体不好，你也别生孩子了，我让你大姨从内蒙古给你抱养一个小孩，内蒙古的牛奶非常好，在内蒙古帮你把孩子养到半岁，然后你自己再带。"在这里，我挺感谢他父母对我的好，也希望他的父母能够健康，能够长寿，这是我最后想要说的话。现在有心理专家在这儿，我只想找他，和他说说话，别的对我来说都无所谓，你明白吗？

【主持人】那你今天带这个房产证？

【妻　子】他不是想要这个东西吗？我现在就给他。我是一个傻子，我现在只感觉对不起我妈，我太蠢了。

【主持人】L你应该还有话对P女士说。

【妻　子】主持人，我现在已经不想再做这个访谈了。我现在就想知道，格桑老师在哪儿？

【主持人】L，我想，也许见见格桑老师对她有好处，我们有什么话一会儿说。

【妻　子】给你。

【主持人】不要这样，不要这样。

解析：从自我理论来看，L的状态确实有点像小男孩，他的"我"没长大，但是他是自我和谐的。妻子替代了很多的"我"，所以妻子的"我"是很稳定、很强大的。她的情绪都很强烈了，思路却还很清晰，而且非常冷静，不忘社会责任。这样的状态下，她还记得让年轻的小姑娘们听妈妈的话，还会在媒体上说要感谢公公婆婆，这太难得了，在这样的时刻她还在承担她的责任，这是担当。在战争时期，这个女人就是铁娘子，战斗到最后一刻。但现在她的"自"受伤了，要去找格桑老师。

旁白：我们没有想到P女士会在现场提出与丈夫离婚，那么在治疗室里，最让P女士心痛的结又会是什么呢？L面对妻子的离婚要求，又会做出怎样的决定？此时，录制现场又来了一位特殊的观众——她，就是L的初恋女友。在节目录制前，记者设法联系到她，并邀请她到现场，那么，她将如何面对L夫妇？

【格桑老师】再握个手，感觉到什么？

解析：感觉到什么？力量。因为她的"自"是受伤的，
如果做咨询工作，格桑老师会先链接"自"还是链接
"我"？"自"！观察格桑老师的肢体动作，她进来
的时候格桑老师先站起来，然后站着握手很长时间，
这个链接他要连上。然后他会拉着她跟她说话，一直
看着她说。但是她没有抬眼睛，她在悲伤里面，她的
内心是很小的小女孩，去找爸爸一样的，在爸爸面前
很委屈的感觉。但格桑老师是一直很有力量地握着她
的手。

【妻　子】感觉到温暖。

【格桑老师】这个手呢？

【妻　子】也很温暖。

解析：这个确认非常经典！对，坐下来之后又握了一次手，确认自己说过的感觉是什么——很温暖。温暖是确认"自"链接上了。那个状态是小姑娘受伤的时候回到爸爸身边很温暖的感觉。格桑老师那个时候是满满的支持、满满的接纳、满满的包容。所以又换了一只手，再确认一下，这回感觉到什么？还是温暖，已经确认成功了！

【格桑老师】太好了，生命的温暖可以通过什么传递？

【妻　子】应该是感情吧！

【格桑老师】太好了，你的感觉我收到了，我对你的一种"情"
　　　　　　你也感受到了，心结就开始自然地打开了。咱们来梳
　　　　　　理一下你所走过的这段路程，好不好？

解析：格桑老师说了两个太好了。格桑老师说的关键
　　词是什么？温暖！这个关键词是从哪里提的？从她本
　　身提出来的。她确认了两个字是温暖。当下全然地跟
　　当事人在一起，就从他当下的状态里面提取下一步前
　　进的素材，所以直接问她当下的温暖可以通过什么来
　　传递，她说是通过什么？感情。所以看她是不是被情
　　所伤。前面有一个确认说的是什么？她说温暖。再确
　　认一下，还是什么？还是温暖。太好了！接下来她说

可以通过感情来传递，又一次确认说的是什么？太好了！这就是得觉顶尖催眠语，没办法替代。

【格桑老师】每个人都有一段自己的路。过去的经历里，一定会发生一些事件，有些会忘掉，有些会一直记着。那么对每一个事件的发生，我们内心都有一个感觉，我们把这个感觉用一个分值打出来。然后，我们就可以看到我们走过的一条路，好吗？

解析：这两句话是对于前面那个"自"的一个确认和句号，建立起满满的情感来。格桑老师通过对她的观察发现，这个人的"我"是很有力量的。但心理咨询师不会因为小P对自己情的依附继续在情这块做工作，知道为什么吗？心理咨询师必须清楚继续移情是满足自己的心理需要，而不是对来访者有益。格桑老师只说了两句话：你的感觉我收到了，我对你的一种情你也感受到了。就确认了，打了一个句号，把"自"放在那里。小P是一个"自"受伤倒下来的状态，在后面满满地给她接住就可以了。如果要调动她的力量，她的力量在哪里？"我"！她的"我"是一直没有卸载的，没有坍塌的，那里面有巨大的力量。所以格桑老师马上说：咱们来梳理一下你所走过的这段路程好不好？用什么来做工作？"我"。是的，她的"我"是有责任的、有担承的，是非常有力量的。这个咨询过程是把情接过来，马上就在"我"里面工作了。

旁白：在格桑老师的指点下，P女士画出了自己的人生坐标图。她的人生的最高点是她21岁在西安与丈夫相识。

【格桑老师】你看，生命的图形，每个人画出来都会有起伏。

【妻　子】就是说人的生命都是曲折的吗？

【格桑老师】对，人的生命都是坎坎坷坷的。

解析：他们两个在"我"的地方工作的时候电视监控出现了三次P女士的眼神，她的"自"跟咨询师的"自"链接在一起，这是很重要的。情感给她满满的支持，一直在那儿。好的情感支持、保证了"我"也可以工作得很好。

【格桑老师】让她看到她自己的生命其实跟其他人没什么区别，人的一生就是充满波折的一条路。只要是人，一定有最糟糕的一天，也有最灿烂的一天。每个人都在这么过。

【格桑老师】这些地方全是西安，对不对？这也是西安。我刚才听见你和你老公聊天，你说他活在过去，你呢？

【妻　子】我也活在过去。

【格桑老师】对啊，其实你们俩很像嘛，你看，你也活在过去。你的所有美好回忆都在那里，很有意思哦。

【妻　子】真的？

【格桑老师】你听清楚了？你记住了？

【妻　子】记住了。

【格桑老师】很好，记住了我们就可以体验下一步，好吗？

【妻　子】好的。

【格桑老师】用心理的牌。

解析：来访者提了一个关键词——西安，然后又说了过去的一个现象，活在过去。心理咨询师用暗示语给来访者进行进一步疏导："你老公活在过去里，你呢？""我也活在过去里。"格桑老师马上跟了一句"你们两个很相像"。这句话是双关语，非常重要！他们夫妻虽然现在有冲突，但是他们内在的链接是很深的。妻子对吉他、歌谱是有感情的，尤其是现场L唱老歌的时候她的表情。所以这些东西是一个敏锐的心理咨询师要捕捉到的。格桑老师给了一个暗示语，这个暗示语被P女士自己的价值观接纳，被她自己的

情接纳，就可以深深地印刻在内心。当心理咨询师说
"你们两个很相像"的时候，当事人对丈夫就产生了
"我们"的感觉。

【格桑老师】用一张心理的牌，更能让你展示一种感觉，好吗？
这叫得觉相牌，现在，请你从这一堆牌里，随机地、
随便地、随意地、不思考地取三张牌。不要看，一、
二、三，放在这里。好，一张。对对对，第一张放这
里，挺好。第二张，太好了。再来，第三张，非常
好。再从这一堆牌里也取三张，把它压在这上面，
一、二、三，压在上面。对，第一张，好。第二张，
不错。第三张。你把哪一对当成你的过去？想看哪一
对？

【妻　子】这一对。

【格桑老师】这一对……好，把这一对当成过去，好吗？好，这是你的过去。过去放在这里，好，看着。

【妻　子】这是什么？

【格桑老师】你看到什么？

【妻　子】看到再见了。

【格桑老师】看到再见了，你感觉到什么？

【妻　子】跟过去再见。

【格桑老师】是在哪里？这个字看到了吗？

【妻　子】内。

【格桑老师】对，从哪里告别过去？

【妻　子】从心里。

【格桑老师】第二对牌，我们把它当成现在，你会看哪一对？

【妻　子】这个。

【格桑老师】这个……好，打开。

【妻　子】两个人站在一起。

【格桑老师】对，两个人站在一起就是啥意思？

【妻　子】和好。

【格桑老师】这个字是什么？

【妻　子】定。我未来肯定会安定吗？

【格桑老师】不知道。

【妻　子】是不是这个意思？

【格桑老师】因为你的未来你来过，我的未来我来过。你的未来
　　　　　　安不安定跟你有关系，同意吗？

【妻　子】同意。

解析： 前面暗示语"你们两个很相像"已经发挥作用了。抽出来相牌图画是两个人的时候，问P女士"看到了什么"，她说的是"和好"，这是她心相的投射。得觉相牌是心相的投射，如果她内在有这个需求，就自然会显现。她的愿望是什么？和好！过还是不过？过！那是她自己说的要和好。接下来她还是不确定，看到一个"定"时她问："会安定吗？"其实她的感情是和丈夫链接在一起的，只是生活的安全感弱了一点，经济的安全感弱了一点。于是问："我未来肯定会安定吗？"格桑老师说的是"不知道"，"你的未来你来过，我的未来我来过"，这是心理咨询师的中立态度。因为她是一个有力量、有能力的人，这个时候交给她，测试一下，看她的状态。格桑老师说："同意吗？"她说的是"同意"。

旁白：随着治疗的深入，P女士的脸上渐渐地出现了笑容。此时，格桑老师决定利用得觉相牌，给她植入一个积极的愿望。

【格桑老师】想一个愿望。

【妻　子】最想要的那个愿望？

【格桑老师】当然了。想好了，拿给我，不要看。这边拿一张，
　　　　　　牌要一对啊，日子也是一对一对地过。你告诉我……

　解析：这一句是暗示语，说得就像聊天。这就是得觉
　　　　咨询，没有说教，自然带动，当下状态有的资源马上
　　　　提出来：牌是一对一对的，"日子也要一对一对地

过"，再次确认一下他们的未来——日子，太棒了！

【妻　子】我想要一个魁梧的儿子。

【格桑老师】这个事情让你很纠结对不对？这个呢？这是高兴的
　　　　　　兴对不对？

【妻　子】有希望吗？

【格桑老师】你觉得呢？

【妻　子】我还有吗？

【格桑老师】你觉得呢？

【妻　子】我感觉好像有。

【格桑老师】你觉得有就有，同意吗？

【妻　子】同意，这我都能实现吗？

【格桑老师】你觉得呢？

【妻　子】能。

【格桑老师】你觉得能就能，这是你说的，不是我说的，对吗？

【妻　子】对。

【格桑老师】太好了！

解析：这个时候是启动来访者力量的绝佳时候，因为
她不是很确定。可是当她带着期待的眼神一次又一次
问的时候，如果心理咨询师内心稍微地膨胀一下，就
做不到中立了。当P女士问"你觉得我会有一个可爱
的儿子吗？"心理咨询师反问："你觉得呢？""我
感觉好像有。"格桑老师没有讲"我也觉得有"，而
是"你觉得有就有"。接下来第二个问题是什么？
她说愿望"都能实现吗？"格桑老师说"你觉得能就

能"。这时候把生活的权利交给当事人，所以他说："你觉得呢？"她自己说："能。"她的心愿是很强的，同时她又有承担的能力，所以"你觉得能就能"！咨询师与来访者的对答精准绝妙。

【格桑老师】好多时候她会问我，因为她自己已经有了期待，于是她不确定地问我："格桑老师，我未来会好吗？"我说："我不知道，你说呢？"其实这是一段巧妙的对话，这叫植入一种概念。在她没有评判的时候，把最阳光的、积极的动力点，在自己的疑问瞬间出来的时候进行确认，再确认，就在这个时候，她已经获得自身的动力。不是我们去处理，而是我们引导她去面对。

旁白：在第三个环节的治疗中，格桑老师引导P女士面对发生在三个不同城市，压在她心头多年的三件事情。西安，瞒着妈妈离家出走；株洲，迫于无奈做了人流手术；北京，巨大的生活压力和中年危机。

【格桑老师】亲爱的"小P"，谢谢你。这么多年来陪着我，在我孤单的时候，你和我在一起。

【格桑老师】我让她和自己对话，我让小P跟"小P"说话，我让小P来感激"小P"，不断地重复她自己的名字，她就获得了自己的动力点。于是，她在这个时候，完全获得一个使自身往前走的能量。

解析：用自我理论怎么解读这一段呢？之前帮助来访者把"我"梳理了，植入了阳光积极的概念。"自"的情也慢慢地帮她安抚了。所以让她的"自"和"我"链接，进行能量的沟通。这是很棒的。

【格桑老师】你已经很擅长处理这些问题了，谢谢你。我相信，在今后的岁月里，在"小P"的帮助下，你会走得更好、更坚定。

【格桑老师】啥感觉？

【妻　子】挺好。

解析：挺好和温暖有什么不同？温暖的感觉是"我"没有力量，觉察到外界的温暖。而这次P女士给的确认是"挺好"。这就是疗愈的呈现，说明她的内在连通了。这是她的直接反应，她是没有经过思考的。"挺好"是一种由内而外的轻松和有力量，确认她的自我连通、自我和谐。所以格桑老师给她确认说什么？"太好了！"这个结果，真的很惊人。

【格桑老师】太好了！现在身上有什么感觉？

解析：当格桑老师问她身上有什么感觉的时候，做了一个动作——马上握手。这是确认"自"的能量回来了，"我"也疏通了，她的自我就和谐了。所以当她说"挺好"，格桑老师说"太好了"。接下来，格桑老师马上松开手，让她回到她的自身，切断自己跟她"自"的链接。支持的时候，满满地给予支持、给予力量，马上把身边的权力交还给她，早一点可能链接不够，晚一点又会形成依恋。所以在得觉的咨询里面，不会出现移情，心理咨询师确认来访者身上的自我贯通了、链接了，就马上回来。前面问她"身上有什么感觉"的时候，是握着手问的。在咨询过程中，做好这个链接后，马上问来访者身上是什么感觉，接下来的方法一定是确认：我把生命的权力交给你，之后你的"自"和"我"在一起的感觉怎么样？每一句问话都是绝妙的，每一个动作和接下来的这种对话都是完全用自我理论解读出来的，绝妙！

【妻　子】蛮轻松的。

【格桑老师】蛮轻松的。蛮轻松的人处理问题是不是就蛮轻松了？

【妻　子】嗯。

【格桑老师】好的，那咱们就来面对一个更大的问题。

解析：问她身上的感觉怎么样，她说"蛮轻松的"，轻
松就好了，她自我疗愈的部分已经结束了。但是跟L
的关系以及现实的问题还没有处理。自我和谐了才有
力量去面对问题，所以格桑老师又给了一个暗示语：
"蛮轻松的人处理问题是不是就蛮轻松了？"按说这
个问题一点都不轻松，但是给了她一个积极的支持，
所以接下来"咱们就来面对一个更大的问题"。

旁白：L的初恋女友在导播间密切关注着整个治疗的过程。
此时，栏目编导安排她与L的妻子面对面的交谈。那么，她的出
现，会给原本顺利的治疗带来怎样的影响呢？

【格桑老师】来了一位朋友，我想，L做个简单的介绍吧。

【丈　夫】这是我的初恋女朋友，叫Y。

【格桑老师】哦，你好，欢迎来到得觉现场。

【丈　夫】这位，我跟你讲过，是我老婆，小P。

【Y】嫂子。

【丈　夫】小P，这位就是Y。坐。

【格桑老师】你有什么话可以跟她交流交流。

【Y】说实话，当我见到他的时候，我真是从内心感到很高兴。我们见面以后，他跟我谈了他的很多事情，他把他心里的烦恼都跟我说了。当我知道他想自己出唱片却遇到那么多的麻烦，说心里话，我真的想帮他。那天，我给了他五十万，因为我觉得这些钱应该够他出唱片了，绝对应该够的，如果不够的话我可以再给他。因为什么呢？因为我呀，真的对他有感情，我相信L对我也是有感情的。但是有一件事情让我……就是这件事情让我……这个……太突然了，我没有想到，L坚决不要这笔钱。

【格桑老师】他不要这笔钱？

【Y】对，他不要这笔钱，这让我感到很意外。

【格桑老师】嗯，后来呢？

【Y】后来，怎么说呢？当他没有要这笔钱的时候，我心里就已经很明白了。我知道L跟你的这种感情，不是别人所能分离的，你们俩感情太深了。我呢，做人也有自己的底线，尽管我们之间以前有感情、有爱情，但是这毕竟是过去的事情了。

【格桑老师】对。

【Y】都过了这么多年，所以我想呢，怎么说呢？也希望你们真的好起来，因为我有自己的底线。如果你们真的没有感情了，我们俩以前有感情的基础，我会毫不犹豫地跟他在一起，真的。在这里我称你为嫂子，如果你们俩真的没有感情了，我真的会毫不犹豫地跟他在一起。可是呢，我是不会做出，而且坚决不会做出破坏人家家庭的事情。这一点你应该能感受到，出自我内心的想法。

【格桑老师】小P有什么要说的呢？

【丈　夫】小P，我都跟你解释了。毕竟以前我们恋爱过，现在大家都长大了，我也结婚了，所有的事情我都可以和她说。老婆，不管怎么说，你要坚信这一点，老公以

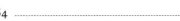

后会好好的。好好发展，好好过日子，我们永远不离开，好不好？再给我一年时间，如果在北京不行，我跟你一起回西安，好不好？

【格桑老师】小P，有什么要说的？

【妻　子】我没什么要说的。

【格桑老师】太好了，挺好的。

解析：丈夫有一段动作是，自己整理表情，后面说话，"我"就出来一些了，虽然不那么老练，不那么成熟，但是已经不是原来那个很委屈的小男孩的感觉了。他说"好好过日子"，"我"就唤醒了，长大了。观察格桑老师，他的肢体是怎么样的？他的位置在哪里？站着。为什么要站着呢？第一，他是剥离出来的；第二，他一直站在P女士的旁边，给小P满满的支持。然后，他站在P女士的哪边？左边。左边是说话算数的。所以P女士一开始还很不安，腿扭来扭去，毕竟见的是假想中的情敌，还是初恋。但是她后来很安稳地坐在那里。快结束的时候，她的眼神是期待赞许的——"看，我表现还不错吧？"这个眼神，满满的内在情绪全部流露出来，无以言表。

背景歌曲：我们相遇到相爱，是命运的安排；我们相恋到悲哀，短暂而精彩；我们誓言永不分开，却成了风中一抹苍白；我们相依相偎，飘飘的泪洒爱琴海。蓝天和白云，还有你温柔关怀，所有的花都向我盛开，依偎你和我爱如大海。

【主持人】你好，格桑老师。

【格桑老师】你好你好。

【主持人】感觉怎么样？

【妻　子】感觉非常好！

【主持人】嗯，我看你在里面的表情、声音都有了变化，后面居然听到了笑声。不过，格桑老师，我们前面提出来的一个问题，究竟应该怎么办呢？他们两个是应该顺着P女士指引的方向去过平实的生活，还是应该按照L的愿望去继续追逐他的梦想呢？

【格桑老师】其实很多家庭问题，当我们没办法去面对和解决的时候，我们就把这个问题先搁在那儿，把眼前该做的事做了。L做了个承诺，他是一个男人，他愿意用一年的时间来做这样一个挑战，然后再去回归。

【主持人】这次他说的这个一年你相信吗？

【妻　子】我给他一年的机会，挺相信的。

【主持人】因为这次他是当着很多人的面去讲的？追求梦想，这样去努力，不一定会让你成功，但是至少会让你无悔。

解析：主持人是很"我"的一个人，对自己的角色非常认真负责，她记着前面还有一个问题，或许P女士都忘了，当她问他们两个到底是"这样"还是"那样"呢？格桑老师不是直接回答的。如果格桑老师顺着这个问题，就又会陷入之前的思维模式和逻辑圈，就又会掉进问题里。所以格桑老师说的是"搁在那儿"。咨询的目的是"助人自助"，不是帮助来访者解决具体问题，而是帮助他们有力量去面对和解决自己生活中的问题。

【丈　夫】主持人，是这样的，最后我有一个要求，我想给我老婆唱首歌。因为我给很多人写过歌，却没给我老婆写过一首歌曲，我希望这首歌让我们永远不分离。我把这首歌献给她好吗？听一下。

【丈　夫】这次来到济南，给我留下了一个非常美好的回忆，这个节目解决了我们多年的结。老婆，这样吧，这一两年我在北京好好发展，不行的话，我们回到西安，好好过美好的生活。

　　解析：懂了得觉的自我理论之后，再来细细解读案例，会发现每一个案例都那么恰到好处。学习了自我理论，就会了解咨询工作在干什么、我们为什么这样工作、咨询过程的精妙之处。最后，心理咨询师会把力量交还给每个当事人。每个人都必须为自己负起责任，这才是真正的生活。

【格桑老师】我在做这些个案的时候，是在自我催眠的状态里面。完全进入状态后会不知道或忘记自己说了什么。双方就可以进入一个非常轻松、舒适的灵动状态。这个时候说的话都非常精美。我甚至会为自己说的内容感动，感动是因为有很多东西我根本没有去读过。我觉得由这样自然流动的直觉做出来的案例，当一点一点、一句一句地分析出来的时候，每一句都非常经典。小P一进来，我反复地和她握手，就是确认她的"自"，她的"自"已经受伤了，这会给她满满的"自"的力量。同时我会捕捉她的直接的信息——"温暖"这个信息。在握手的时候，我直接替代了L，站到了她的"自"里去了，她感受到满满的"自"生发的温暖和我给予她的温暖。我扮演了两个角色：一个是L，一个是她爸爸，对不对？接着，该给"自"里的东西既然给完了，我就把"自"放在一边。这个时候，我再把她的"我"拖出来去面对，因为她的"我"很强，她的"我"拥有大气和责任，因此在"我"的层面聊什么都没有问题。她的"我"在最关键的时刻都不忘记教育年轻女孩们记住妈妈的话。三年才听懂妈妈说的话，发现没有？当她还是年轻女孩的时候，听不懂，因为"自"太膨胀了，因为情膨胀了。情一进来，使"自"膨胀了，"我"就变小了，看事情只看局部，在情里迷失方向了；看一个人就放大看、放大看。用自我理论去解读，太精妙了。当你把自我理论学透，当你把得觉的催眠和得觉的咨询学透，然后再去咨询，就不会消耗自己的能量了。当你自我平衡以后，心是定的，可以看到咨询的层面，其实里面还有两个层面的东西。太美妙了，真的太美妙了！

【格桑老师】在整个催眠过程中，我拉着小P的手的时候都死死盯住她的眼睛。那个时候，她已经进入催眠状态。最后她在这个台子上乱走，她的感觉是在逛街，逛哪里？西安，还在株洲的街上逛。周围的人都被吓住了，工作人员怕她掉下来。我就站在那儿。另外一个场景是她跟丈夫的初恋情人对话的时候，我站在她的左后方支持她。与初恋情人对话的其实是我，我一直在替她说话，发现没有？一句一句的可能，一句一句的确认。然后她就感觉很舒服了，最后我用一个使她舒适的体感确认。我握着手问她感觉，她说"挺好的"，她没有说挺温暖的。她一说挺好的，我马上把手分开，为什么？第一是分离，第二是让她注意体感，注意身体有什么感觉。最后，她期待我赞许的时候，我用了什么字？太好了！然后呢？挺好的！我用"太好了"三个字又在最后作为总结时送给她。这时她的内心的自我对话是什么？是的！挺好的。

案例二：相牌叙事——嫁接新的思维程序

M女士是一位家庭主妇，40多岁，她丈夫跟第三者同居快两年了，他们的儿子正在读高中，现在她跟儿子生活在一起。她和丈夫还没有离婚，她不知道是要主动跟丈夫提出离婚还是被动地接受丈夫的安排，或者听天由命。M女士在没有方向感的生活中迷茫着，郁郁寡欢。

咨询师W让M女士用过去、现在、未来的方法抽了三对牌，令她感到疑惑的是M女士对牌的解释。比如代表过去的图画牌如下所示：

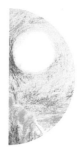

  M女士说这是一个月亮，她看了以后感觉心情郁闷。在咨询师W以往的相牌咨询经历中，绝大多数来访者都会把这张图看作是太阳，而看成月亮，还是W第一次遇到。

  M女士对阳性牌给出了负面的解释，透过这样一个现象，咨询师W对M女士有了基本的判断：M女士的思维模式是负面消极的，而且是固着的。后来，通过M女士的谈话，W证实了自己的判断：M女士不仅对自己，而且对丈夫的评价向来都是很低的，丈夫在她的眼里很是不堪——无论是相貌还是成就。从结婚到现在一直是这样的。消极的思维方式必定不能给她带来积极阳光的生活。M女士才会陷入生活的迷局里不能自拔。

怎样用相牌带领这样的来访者从消极、固着的思维模式里走出来呢？

咨询师W的做法如下：

首先，跟M女士一起进入画里面，不断地给她提问题。

"那是什么季节？什么时间的月亮？"

"看到这样的月亮，你会想起什么人、什么事？"

"你的感觉怎么样？心情怎么样？"

"以月亮为素材编一个故事……"

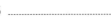

通过不停地提问题，让M女士讲故事，在她讲故事的过程中，寻找她的动力点。

　　当M讲到跟丈夫的婚姻不知何去何从，拿不定主意的时候，咨询师W让M女士做出多种假设，给自己提问题，比如：

　　"自己主动提出离婚会怎样？"

　　"等待丈夫提出离婚会怎样？"

　　"维持现状会怎样？"

　　"跟丈夫复合会怎样？"

　　"如果离婚，未来的生活会怎样？儿子会怎样？"

　　……

　　确定问题后再一一抽牌，继续让她讲故事，让她在叙事过程中自己厘清思路，寻找方向。在这样的带领下，M女士打破了僵化的思维模式，同时拓宽了看问题的视角。

在这个过程中，相牌是媒介，相牌咨询师陪伴来访者给自己提出问题，然后抽牌，据牌叙事，让来访者梳理自己的问题，寻找人生的答案。

案例三： 得觉相牌成长手记

　　以下案例是我们举办的自我成长小组活动中参加活动的人抽牌并解读的过程，不是专门的心理咨询，旨在帮助她们梳理自我对话，找到面对问题的动力。

　　抽牌的女孩叫小王，20多岁，第一次来参加我们的活动。活动开始前我让她做了一个自我介绍，她首先说了她的姓名，然后说她是刚刚从沿海某市嫁到这个城市来的。这就是她介绍的全部，折射出她最在乎的两个重要内容：一是从沿海地区远嫁此地；二是她刚刚开始的婚姻。

　　轮到她抽牌了，她说："如果是几天前让我抽，我会问要不要结婚的问题，但是现在已经结了，就不用再问了。我就抽过去、现在、未来吧。"

　　我让她把牌洗了七次，然后抽出三对。接着，让她选择其中一对牌代表她的过去，她选择了中间的一对。我继续问："是这一对吗？"同时，把这对牌跟我左边的牌对调位置。她说："是的。"我说："那这对牌里面你想先看哪一张呢？"她选择了一张，我打开这张牌：

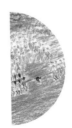

　　问道："你看到什么？"

"有很多人，他们好像是在搞活动，很热闹。"她答。

我继续问："你想到什么？"

"想到我的老家，一家人在一起很开心，还有就是小时候很多小伙伴一起玩耍的场景。之前我还是很犹豫要不要来这儿。"她回答。

"那说说你看到这张牌的感觉。"我说。

"色彩很艳丽、很明亮，我很喜欢。"她说。

在对整个画牌的描述中，她把拔河的场景联想成跟家人在一起，说明她是比较怀念过去的家庭生活的。拔河的场景也折射出她之前犹豫要不要迁居的心理活动。但对于已经做出选择的她来说，更重要的是面对新的家庭生活。

"关于你的过去，还有一张牌没有看，让我们一起来看看剩下的这张牌好吗？"我说道。

她说："好的。"

我打开牌：

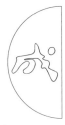

"你看到什么？"我问。

"一个'成'字。"她回答。

"想到什么？"我继续问。

"应该是我和我老公结婚这件事吧。"她说。

这时候旁边的小伙伴插嘴了："'成'就是成功呀，表示你成功来到这里了。"大家笑，她也笑了。

"那感觉到什么？"我继续问。

她说："感觉挺好的。"

"代表你过去的牌，我们就先看到这里。现在还剩两对牌，选择一对代表你的现在，你会选哪一对呢？"她选择了我右边的那一对：

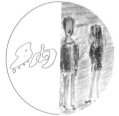

"你看到什么？"我问。

"两个人，应该就是我和我老公吧。这个字是'纳'，我想到接纳，我要学会去接纳。"停了一下，她又说道，"但是这个画的颜色我感觉不太好，是灰暗的。可能两个人之间还是有一些不太协调的地方，之间好像有隔阂吧。"

她已经把想到的和感觉到的都说了，而且说得十分到位，尤其是从画牌的色彩里面觉察到目前和老公之间的一些不协调。于是我没有多加引导，而是直接带领她进入最后一对牌的解读。

"现在，还剩下代表你未来的牌我们没有看，一起来看看好吗？"我说。

她说："好的。"

"我手上的就是代表你未来的牌，你想先看哪一张呢？"我说。

她选择了一张牌，我打开以后：

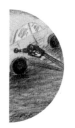

"你看到什么？"我问。

她回答："一辆汽车在加油。"

"想到什么？"我继续问。

"我以后的生活可能要加油哦。"她回答。

我没有引导她说自己的感觉，而是让她看另一张牌：

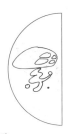

"你看到什么？"我问。

"一个'累'字。"她说。

"想到什么？"我继续问。

她回答："可能以后的生活会有点累，包括跟老公的相处之类的。"

看得出来，她对自己的老公还没有完全地接纳。我做了一点引导："男人有时候会像个大男孩，尤其是年轻一点的，心智的成熟往往会比女人晚一些。"她插了一句:"我老公年纪比我还小。"我继续说道:"所以女人要学会用自己的情怀去包容和引导,给男人一个成长的空间,等待他们的心智更加成熟。"

见她听得很认真,我把三对牌结合起来跟她做了一个分享:"从代表过去的牌看,你对要不要来、要不要和你老公结婚,都做了一番思想斗争。但很棒的是,你给了自己一个确定的答案。现在的情况,正如你所看到的,两个人之间还存在一些隔阂,但这就是婚姻的真实,双方总会存在一些相互不适应的地方,很好的是你们已经学会了接纳对方,而且这样的接纳会随着你们的成长持续下去。未来,对于刚刚组建家庭的人来说,会面临很多的课题,包括夫妻双方的相处、自身习惯的转变,还有物质上的需求及各种家庭琐事,都是你们要去共同面对的。累是必然的,但生活的本真和精彩在于：即使累也在加油往前走。作为女人，你往往是婚姻家庭的主导者，所以更应该充分发挥女人的天分，承担起建立家庭的责任。"

　　至此，本次抽牌基本结束。

案例四：得觉相牌在亲子关系中的应用

　　因为在学校担任兼职心理教师，使我有机会与得觉相牌结缘。工作中，我用相牌给学生做个别咨询、上团体辅导课；生活中，我把相牌用在跟家人的沟通中。渐渐的，我发现，相牌成了我的工作和生活中不可缺少的一部分。相牌，会在不经意间化解难题，让沟通更顺畅。有了相牌的谈话，变得那么有趣、有效。得觉相牌，常常给我带来惊喜。

——题记

儿子的心结打开了

　　上小学五年级的儿子一直不怎么喜欢学英语，在一堂英语课上，英语老师因为他上课乱动，把他从座位上拖出来，打了两巴掌，并且对他说："回家问你妈妈吧，是她让我打你的。"

晚饭时，吃着吃着，儿子突然问我："妈妈，是你让英语老师打我的吗？"我一愣，儿子跟我讲了上课挨打的事。"你说是不是你让英语老师打我的？是不是？"儿子紧追不舍。"我，我好像说过……"儿子掉下了眼泪，"你为什么让她打我，她把我打得很疼……"看到他委屈的样子，我有点心疼，又觉得此事若不解决，会在他心里留下伤害，以后可能更不会好好学英语了。我说："咱先好好吃饭，吃完饭，咱玩玩相牌好吗？"儿子含着眼泪点点头。

晚饭后，我拉着儿子在沙发上坐下。取出相牌，边洗牌边说："我突然想到一句话'爱你恨你不在乎你'。平时你上课爱动，英语老师都没打过你，这次打了，有一种可能是她自己有不开心的事情，心情受到了影响；还有一种可能是对你恨铁不成钢——她以前跟我说起过，她对你期望很高，但是你的表现总让她失望。要不咱们来为她抽几张牌，看看老师的状态，好吗？"

儿子答应了："好吧。"

我让儿子想着英语老师，为她抽牌，想抽几对就抽几对。儿子抽出了三对牌。

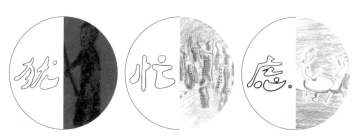

我引导儿子读牌："看看你给老师抽的牌，想到了什么？有

什么感觉？"

　　儿子说："老师最近遇到什么麻烦事了吗？要不就是压力太大，心情有点烦？我有点理解她了。"儿子若有所思。"不过，我还要看看我应不应该在学校接受体罚。"他的语气又硬了起来。"好吧！那你抽一对牌，看看老师为什么体罚你？"

　　儿子又洗了三次牌，抽了一对，翻开一看：

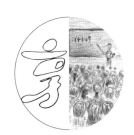

　　儿子愣住了，脸色缓和下来，说："妈妈，我是不是应该感

谢老师对我的严格要求？"我说："你觉得呢？"儿子想了一会儿，说："妈妈，我想起咱们一起做的三碗米饭的实验了，被赞美的米饭变成米醋，被骂的米饭变了色，被我们不理不睬的那碗米饭长了霉菌，最难看了。老师惩罚我，说明老师在乎我，如果老师对我不理不睬，才是对我最大的伤害。"儿子脸上露出了笑容。"我明白了，妈妈。老师是希望我更好才打我的。"儿子高高兴兴地出去玩了……

第二天早晨，儿子背上书包准备上学，走到门口又返回房间找东西，我问他："找什么？"他说："我得看看我带没带《英语同步》。"我追问："是上课要用吗？"他的回答让我很意外："不是，是我自己主动带的，我今天要把前面没做的补上……"

第三天放学回家，儿子兴奋地告诉我："妈妈，我的英语小作文得了满分，老师说我是全班写得最好的！我越来越喜欢学英语了！"

一周后，英语月考，儿子考了上学五年来的第一个满分……

面对艰难的选择

儿子要上中学了，有两个选择摆在他面前：一是去我工作的某中学读书；二是去郊区上寄宿学校，一周回家一次。经过考虑，他决定去寄宿学校。在市区学习了一个星期后，我们为他办好了借读手续，就把他送去郊区了。一周后，我们去学校接他回家，他痛苦地告诉我们，寄宿学校条件很差，教室里连电脑都没有；老师要求特别严格，成天板着脸；每天5:30起床，觉也睡不够。总之，他不想再回去了。而三年的借读费已一并交上，我们夫妻俩陷入了两难境地。周六，我的好朋友Z来家里玩，听说这件事后，提议和儿子玩玩相牌。

"涵涵，你上学的目的是什么？" Z问儿子。"我想将来有一个好工作，建立一个美满的家庭。"儿子的回答像个小大人。

"抽一对牌，看看你的愿望确定还是不确定，好吗？" Z向儿子发出了邀请。儿子很熟练地洗牌、抽牌。

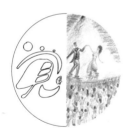

"你有什么感觉？" Z问。"感觉很好。"儿子笑了。"看来，你真的想实现这个愿望啊。" Z说，"我们接着看看在哪个

学校可以帮你更顺利地实现这个目标，好吗？"Z的问题直接切入了儿子面临的选择上。她让儿子想着在城里读书和去郊区读书这两件事，分别抽了一对牌。

选择在城里读书：

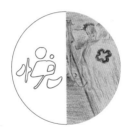

"你感觉到什么？联想到什么？"Z问。"在这个学校，表面上，我会很开心，当班长，又能每天回家。但是，我这么大了，每天还跟在妈妈身边，不能得到独立生活的锻炼，就像这个躺在病床上的人，弱弱的。那我的愿望就实现不了了。"

"哦，这样啊。我觉得你说的很有道理。"Z及时确认了儿子的想法，"我们再看看选择寄宿学校会怎样吧！"Z继续让儿子抽牌。

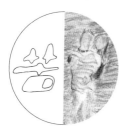

开牌后，儿子一愣，随即说到："我明白了，寄宿学校虽然条件艰苦，但可以实现我的目标。"

我们紧张的神经都放松下来，开心地笑了，我发现老公眼里已噙满泪水。

相牌让儿子在艰难的选择面前拨开迷雾，放下小我，为自己的目标努力。这个一直在妈妈身边的小男孩，开始像个男人一样开启他的中学学习生活。

涵涵去了郊区的寄宿学校继续读书，每个周末回家两天。冬天，最艰苦的时候，学校里热水供应不足，涵涵一个星期都不能洗脚，但我从没有听到他的抱怨。他适应了艰苦的学习环境，学习很主动，成绩也越来越好。

失恋的小男孩

儿子去了寄宿学校，和小学的女朋友疏于联系，女孩儿和他分手了。儿子痛苦万分，寒假里大哭了一场。又一个暑假来临了，一天，他翻看毕业时的通信录和女朋友送给他的礼物，不由得悲从中来，他抽泣了一会儿，问我："我该怎么办？"我建议他玩相牌。他摆出了几对牌，盯着其中一幅，若有所思。

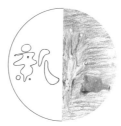

"你想到什么了？"我问。

"我已经是全新的自己了，却用旧伤扎自己。"他感慨万千，"抽了得觉牌，心结莫名其妙地打开了，斗志又重燃了！"说完，他满脸笑容地玩游戏去了。

刚才哭泣流泪的小男孩又走进了阳光里。

得觉相牌，至今已陪伴我和我的家人走过了四年时光。我的儿子涵涵，从开始遇到难题时，需要在我的引导下读牌，从牌中寻找解疑排难的线索，到现在自己能够领悟牌中的真，自己帮助自己。经历了这个过程，我发现，他的自我觉察能力越来越强，问题解决能力提升了，处理情绪的速度越来越快。得觉相牌，真是一个奇妙的、高明的老师！

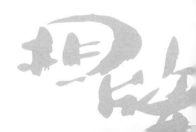

格桑温馨提示

◆ 每一张卡片都给出了三个基本的解释，从中选择一个与你的感觉相吻合的解释。

◆ 一对牌，需要分别找到文字卡和图画卡的解释，取一个看点，组成新的解释。

◆ 不要拘泥于这些解释。

◆ 请在相牌的提示下，探寻你内心真实的领悟。

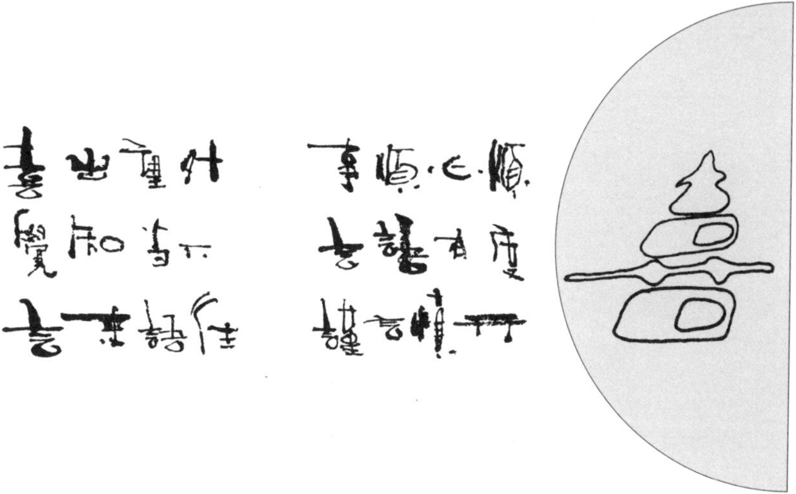

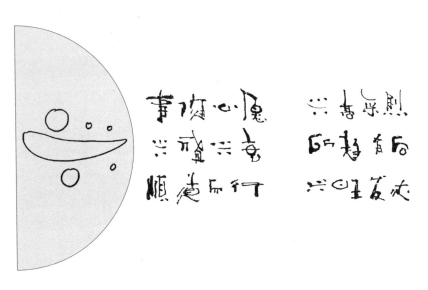

應。

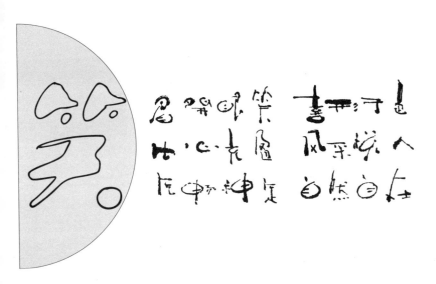

126

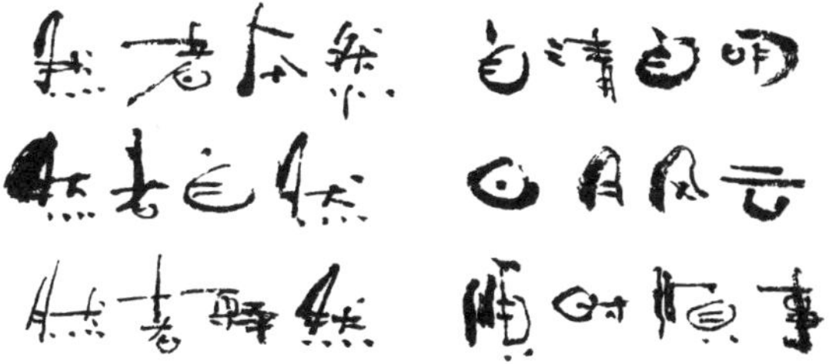

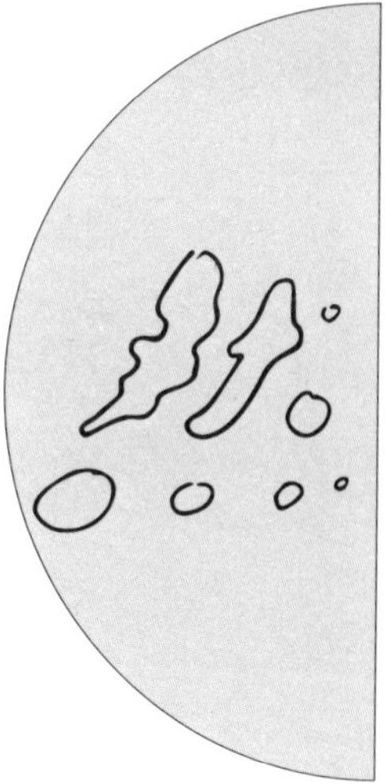

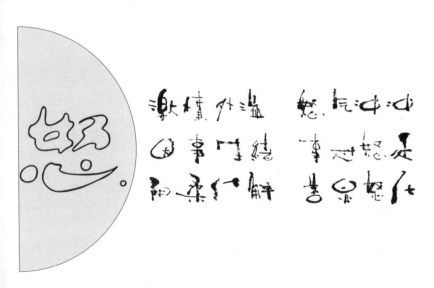

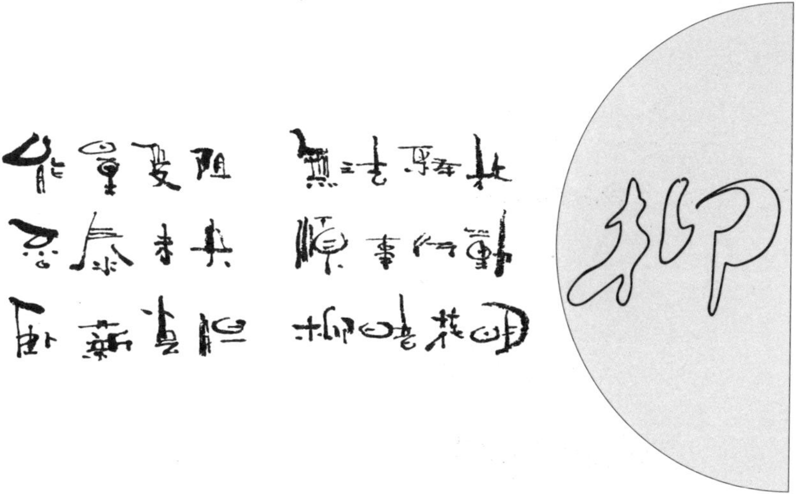
柳

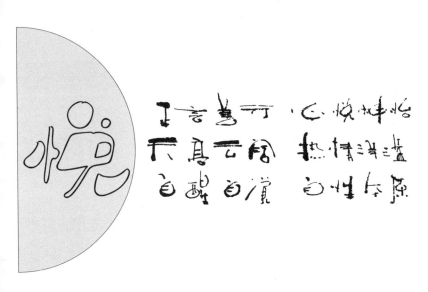

正言善行　心悦神怡
天真云阁　热情洋溢
自醒自澄　自性呑原

孤

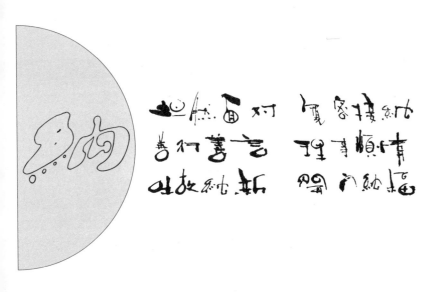

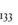

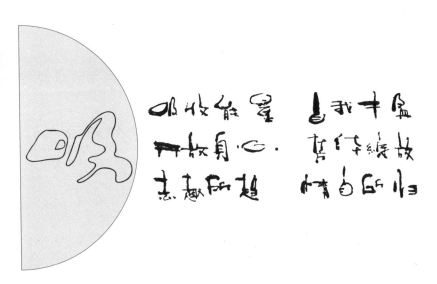

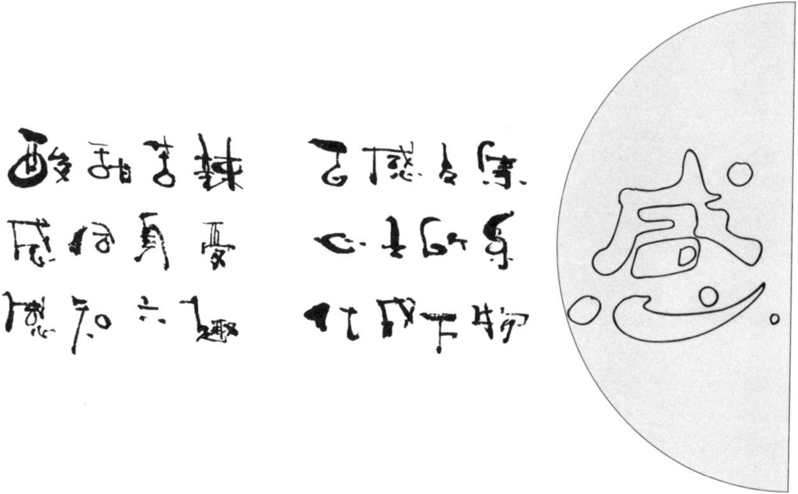
酸甜苦辣
百感交集
感同身受

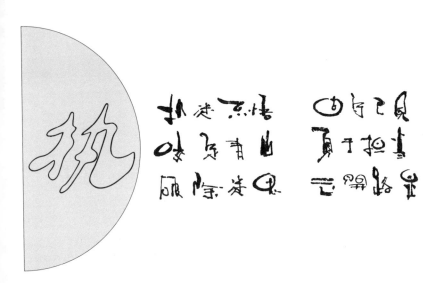

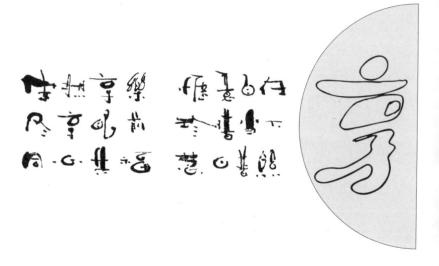

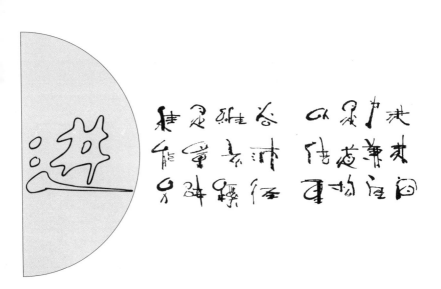

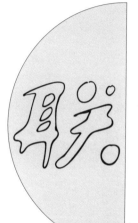

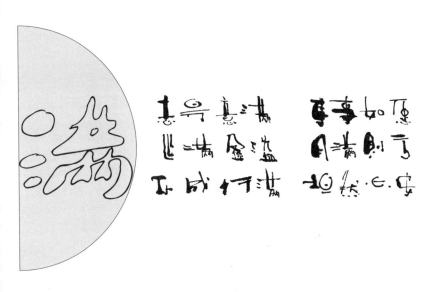

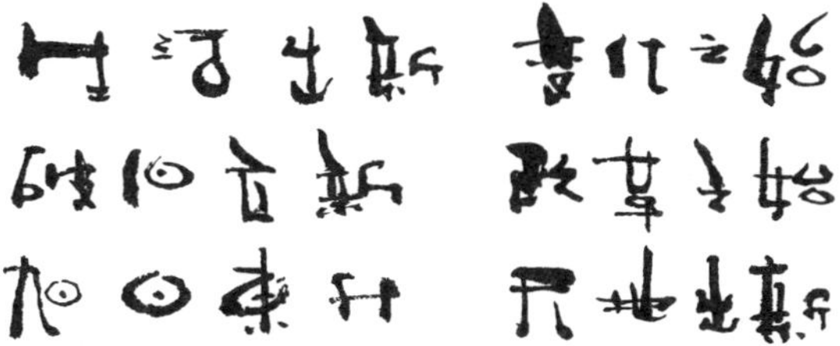

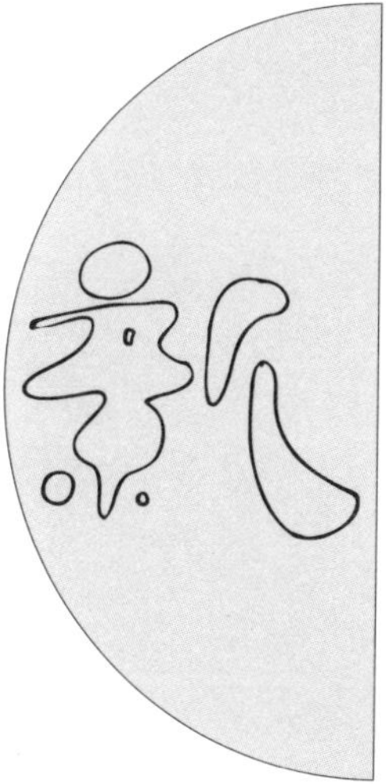

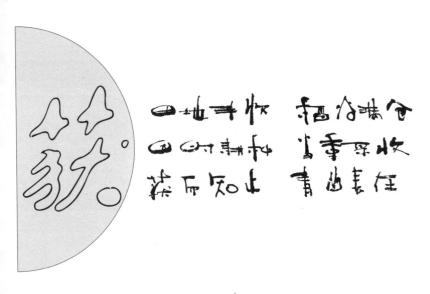

天地宇宙
情系人间
器宇轩昂

胸怀天地
心念天下
大气浩然

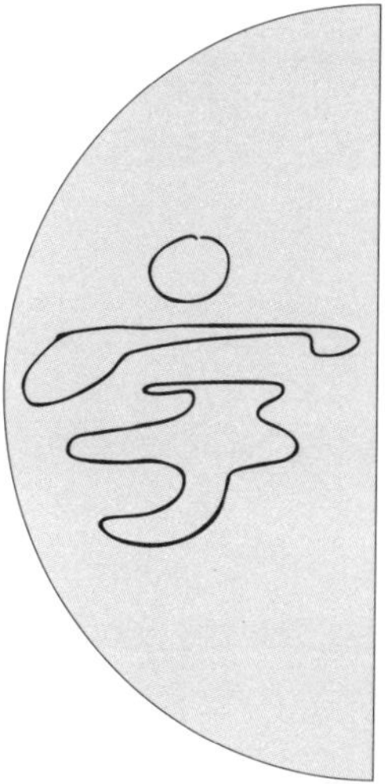

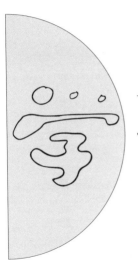

好學不厭　必學于師
善學巧做　起而效尤
修習學習　書德崇慧

陪□家队　順流入海
顺以服从　团队有约
人言可畏　非道莫传

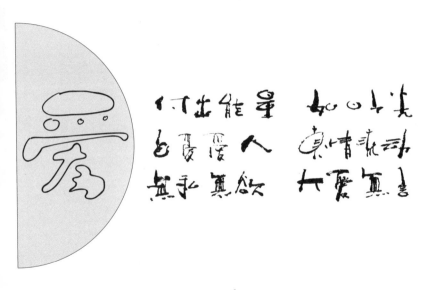

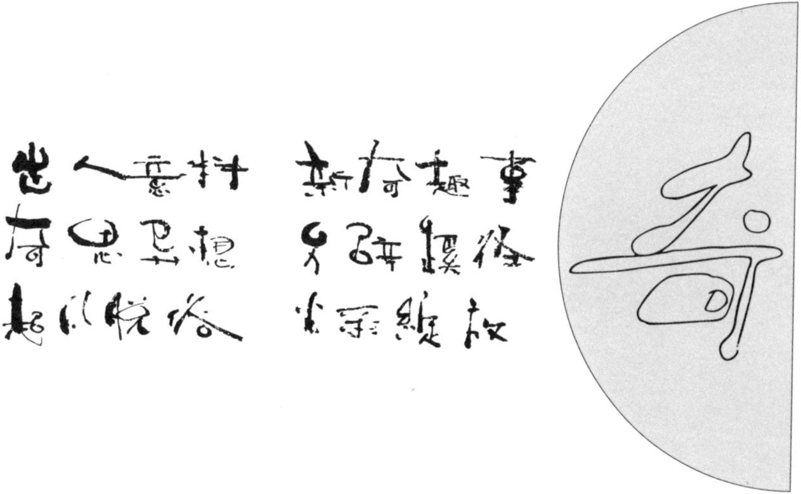
奇
新奇趣事
出人意料
另辟蹊径
奇思异想
超凡脱俗

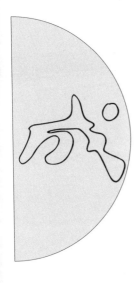

順意謀事　終始可成
成城新余　事在人心
成人之美　醫字加工

培育根基　盎然□趣
原始□岭　□□□終
本末如一　天地其行

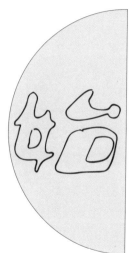

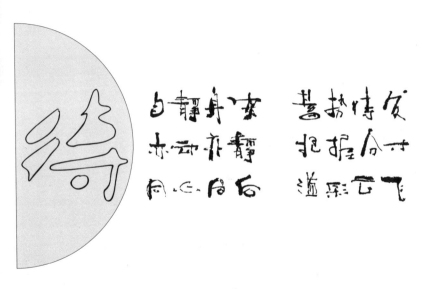

察

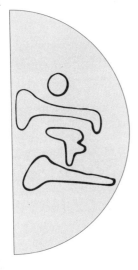

泰然决断　事定则定

操心投念　怡与信言

立身立心　慧以求来

温馨小宿　身心港湾
精神家园　魂之所属
抬头大象　低头少家

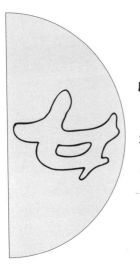

血脉传承　天性！有

责任担当　心刚之人

主动主什　開拓创新

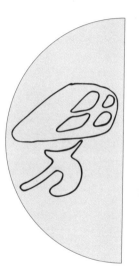

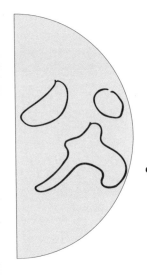

父

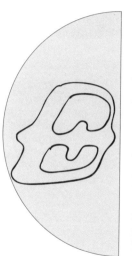

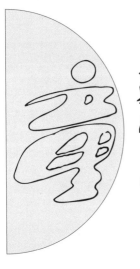

家之珍宝　夏无辞手

管申纸话　童心童趣

返璞归真　内外合一

由外而内　反躬自归

自我对话　中有乾坤

谦虚接纳　有容乃大

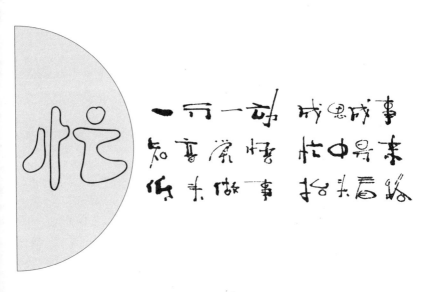

忙

一言一动 成愚成事
知音常情 忙中易素
做未做事 抬头昏路

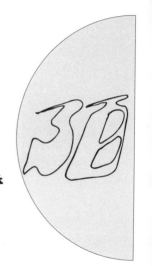

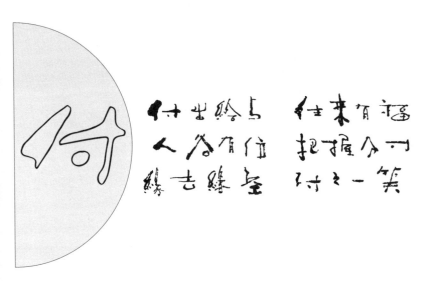

付出给与　往来有福

人各有位　把握分寸

缘去缘至　付之一笑

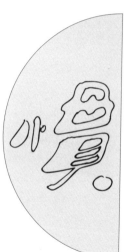

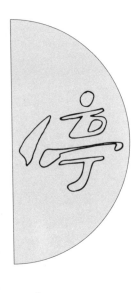

既传助山 重新開始
縱行蓄积 且传且行
步步入心. 风自已涼

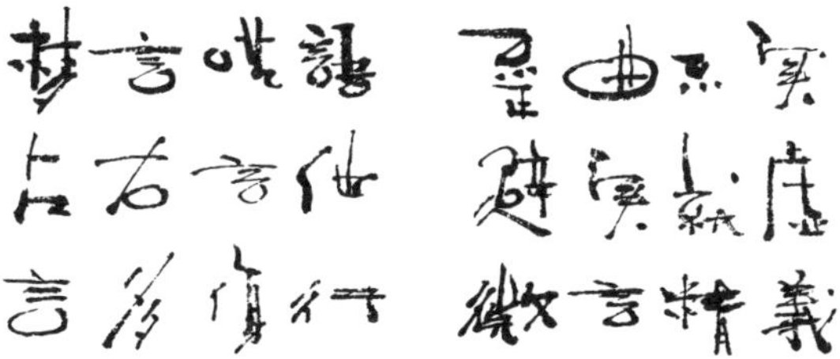
言多傷行
微言精義

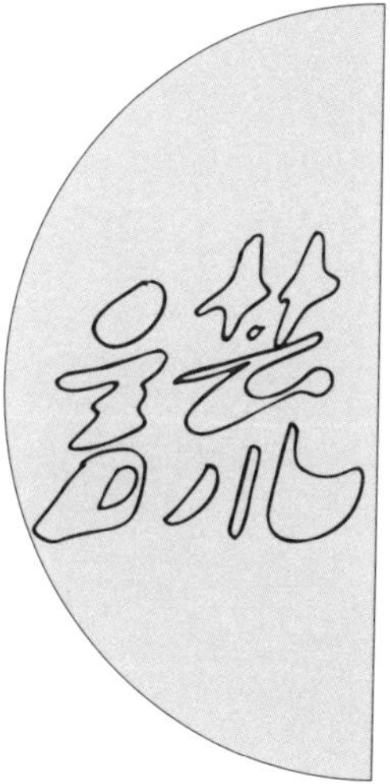

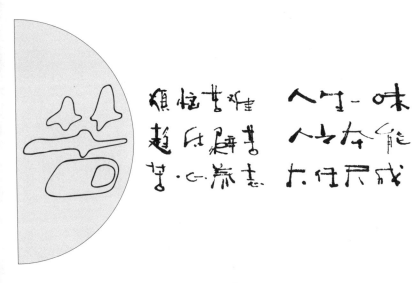

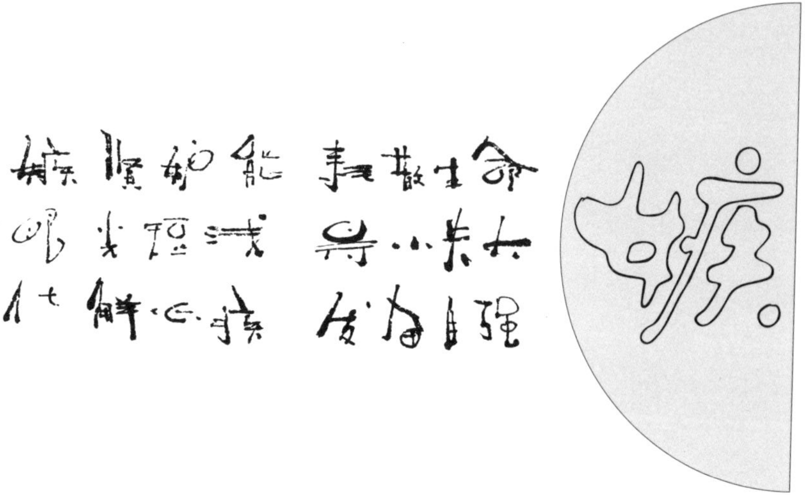

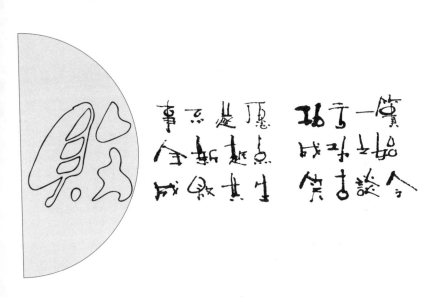

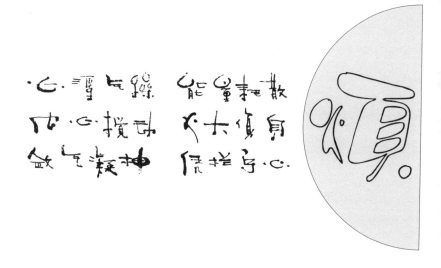

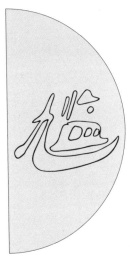

人在口余　 处墙两性

伯田中　 手术蚁破

以忍化鲜　 故拓田列

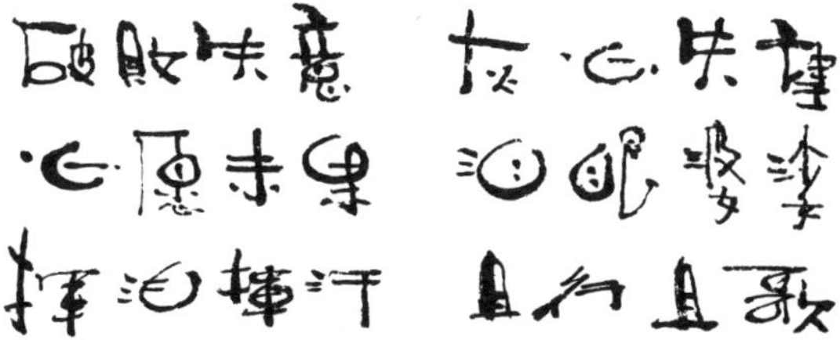

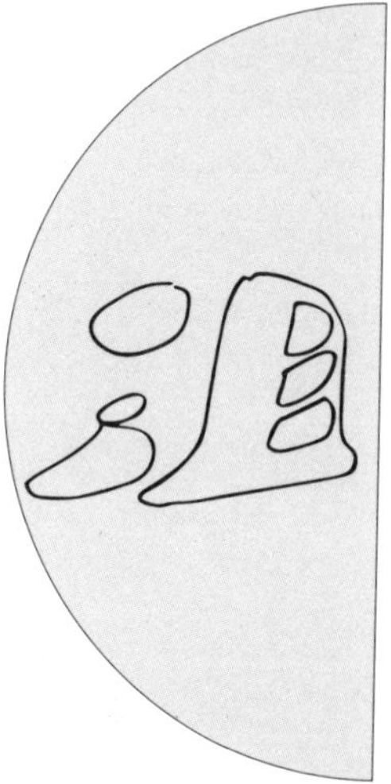

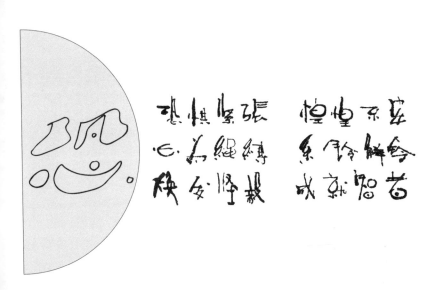

棋棋緊張　惶惶不安

己為繩縛　系伶解令

煥然降殺　成就智者

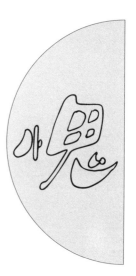

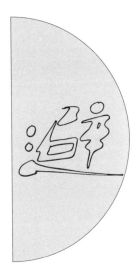

避其鋒芒　　疏所忌之

七死地偏　　避曲絕徐

扱衡丁緒繼　　避室秋刊

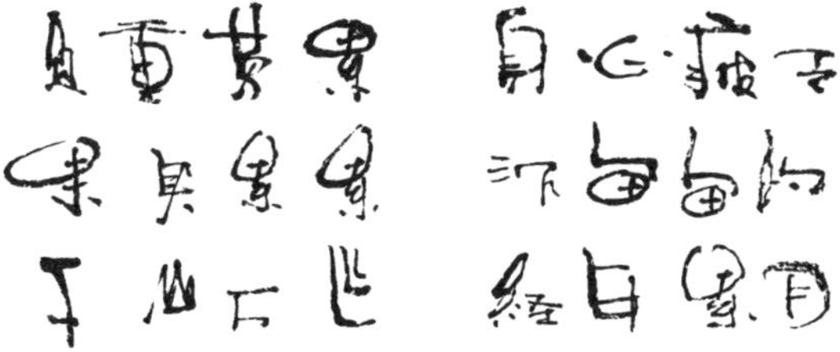

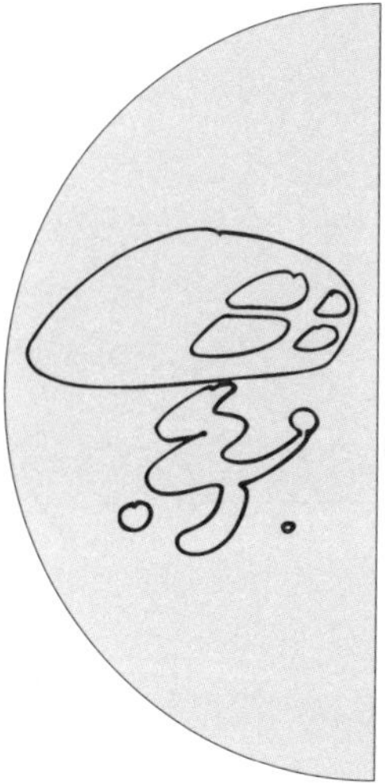

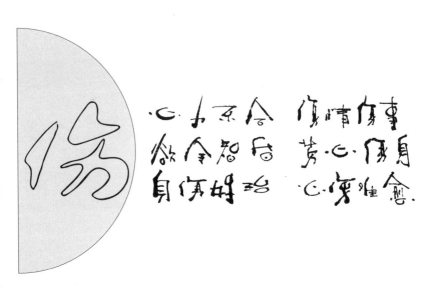

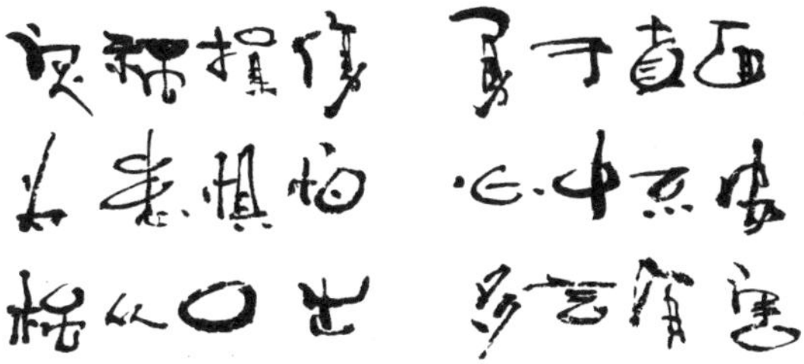

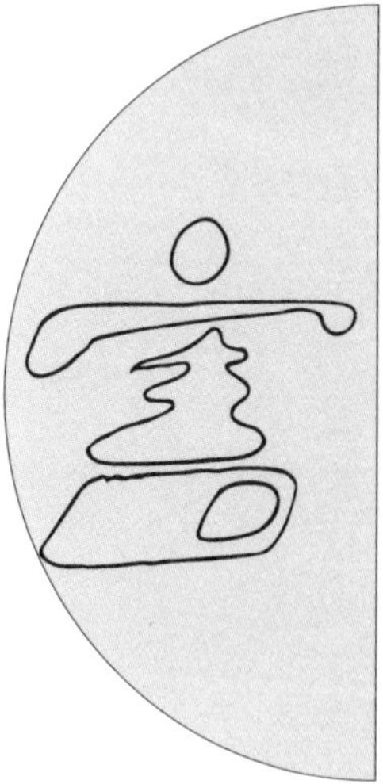

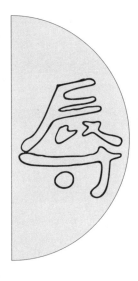

蒙受侮辱　羞辱亲员

日月辰・　四不我待

虎辱负重　讲下承蒙

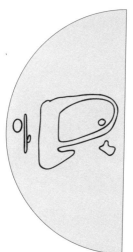

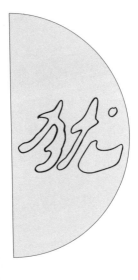

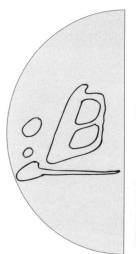

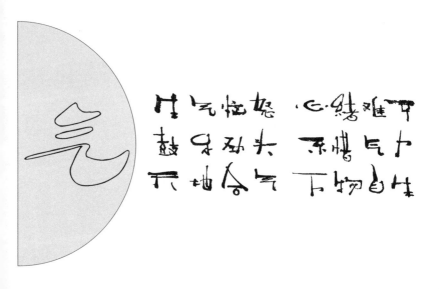

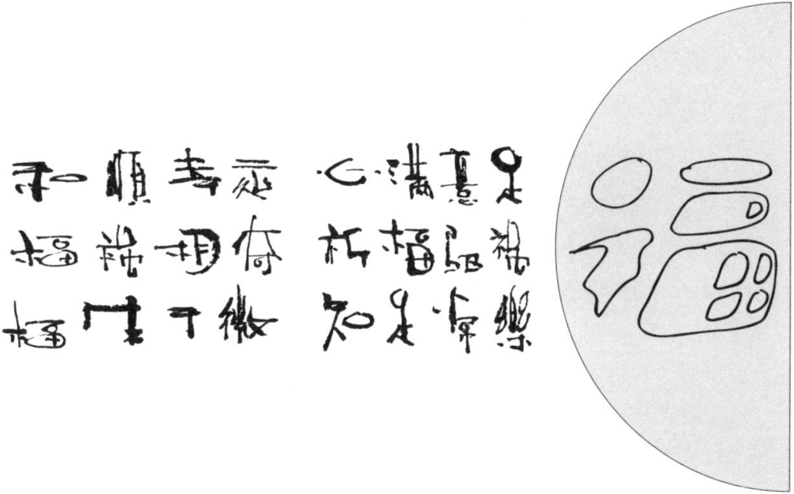

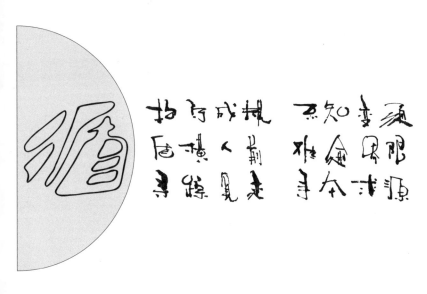

平和安靜　以容淡息

身心皆平　形神俱備

平衡之心　非常之義

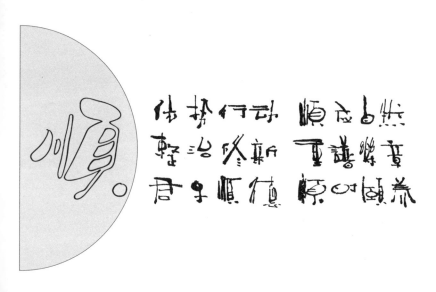

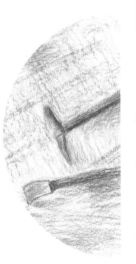

作芳心尽先假
其真刊人生石
力土其事他山之石

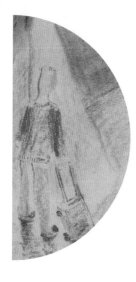

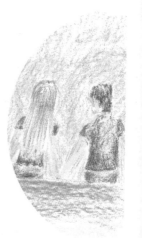

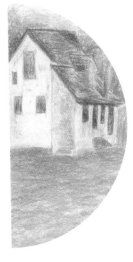

身心使惊 后静港季
原生之力 戊长天工
白心于由 松建家匠

百花齐放　生机盎然
绿叶映红　诸事齐备
物竞天择　顺其自然

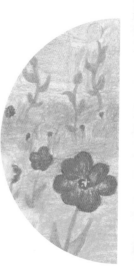

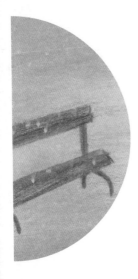

了了北晴
雨洗枝田
存兵緝緝

寂虛無
路甘露
任仙侍

它
天
虛

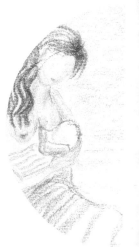

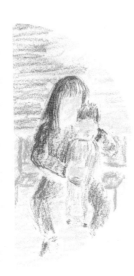

善施教化

山
家
如
恨
入
闻
君
语
点

崖
传
林
一
那
扶
贵
人

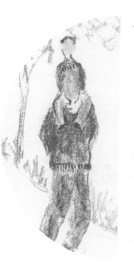

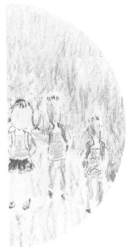

平靜生活　其樂融融
願志十命　無情常在
寺及自然　情意流動

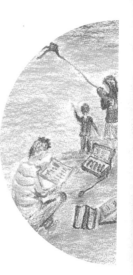

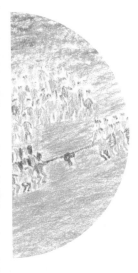

自我 纠结 取舍 难定

机会 起笔 奋力 拼搏

呐喊 助威 支持 系统

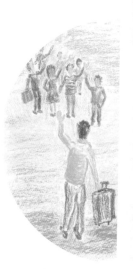

游子心梦　起步开疆
辉刻从前　心告天阔
祝福叮咛　殷殷期望

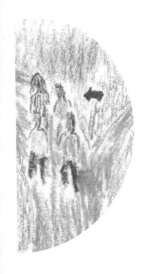

目标清晰　心无旁骛

万众一心　众志成城

知行合一　其乐同开

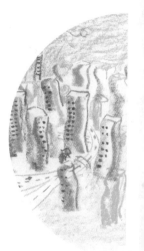

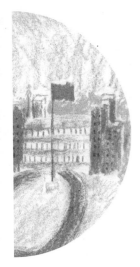

目标清晰　　信念坚定

生活规律　　按时就餐

研精图治　　潜心研习

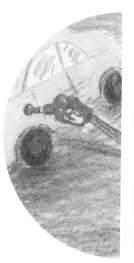

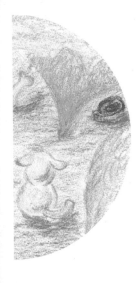

鳥上熊掌　西临岐博

故衡利辯　当断则断

兩舍求同　有舍有得

勤治佳業　情系两岸
吉祥安重　为静泊处
故里情愫　落叶归根

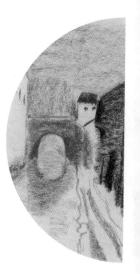

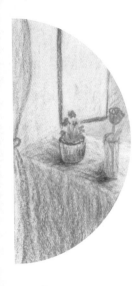

永窗留白 明窗老邻

瓶中落紅 泥中生根

相野心宙 垂枕墨飛

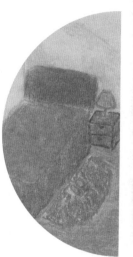

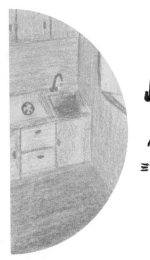

柴米油盐 持家情

各中滋味 自烹自尝

清来有序 流水活泉

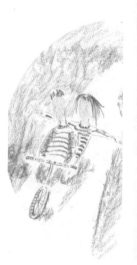

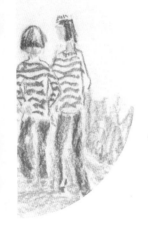

情投意合　共窗前庭

执手之盟　生手偕老

心同一信　步同一语

同心同德　琴瑟和鸣
舞台焦点　众目所瞩
秀出自我　尽情展示

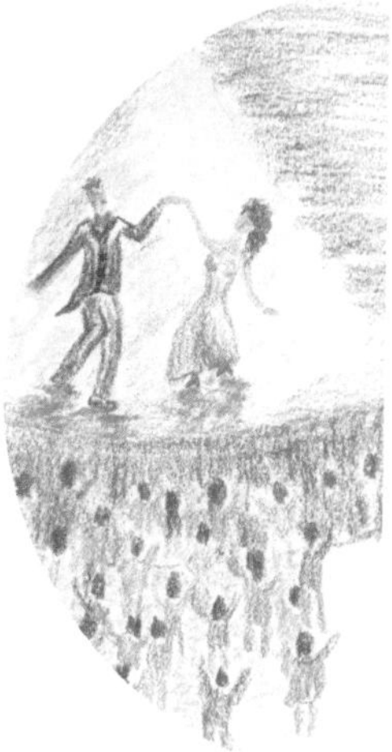

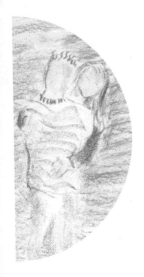

女 肢 似 漆　　無 窮 一 念

深 陷 其 中　　情 走 理 孔

合 二 為 一　　輕 合 健 合

扶老携幼　情洒人间
踟蹰跋涉　支撑携手
复规守章　一步一趋

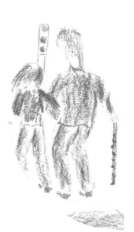

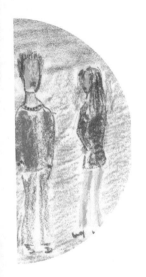

两相凝望　无语对立
铜笛齐声　洪涛东前
鹰雀上意　各有一天

谋划发展　　寻求支持

真诚交流　　共同面对

尽情逸致　　能量补充

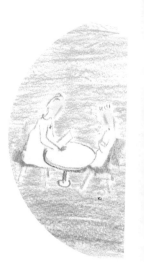

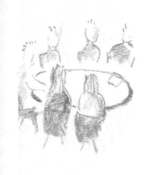

创业机缘　一筹莫展

群策群力　众擎易举

人众　难题　百味尝尽

金钱如粪 半亩富足

以慧点财 福泽传家

意外来财 恬然处世

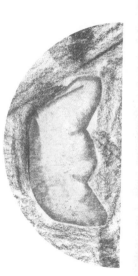

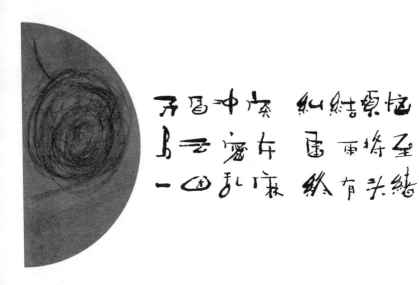

伤心痛苦　　心绿如割
情伤又断　　填恨怒极
心口伤痛　　成长资源

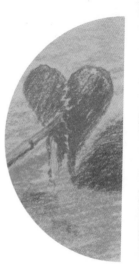

219

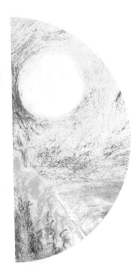

如天开使　　　烛东风

○薄暮榆　　　时柔我待

○下绝天　　　河海帝地

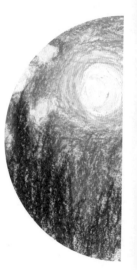

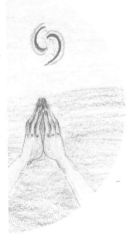

信念决定心态
心态决定命运
慧心孕生机
心态自然生机

疏风漸涼　蕭瑟临秋

落叶归根　寒熙暮发

秋收冬藏　山歛暮色

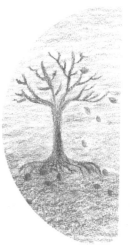

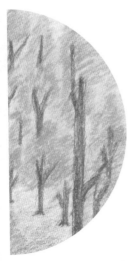

林海听涛　　勃勃生机

人杰品新生　　大开林泽

善地良木　　地泽主润

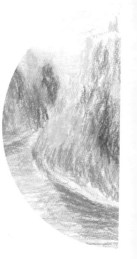

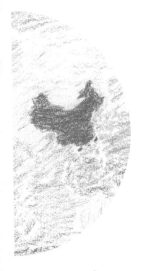

心事苍茫　博大真卜
抚昔希声　大象无形
抟域界眼　屈地及疆

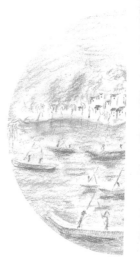

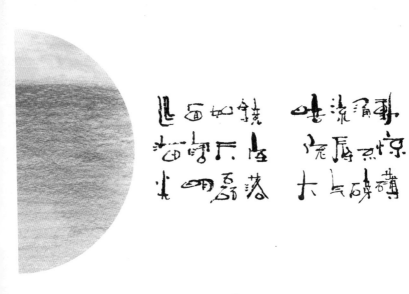

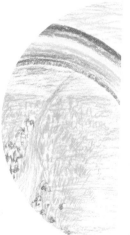

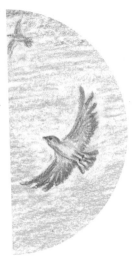

青湖戏鱼　鸿鹄春树

娇翠夏至　其乐无穷

八雨无晴　白首莫忘

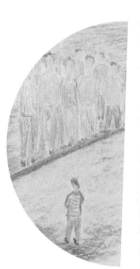

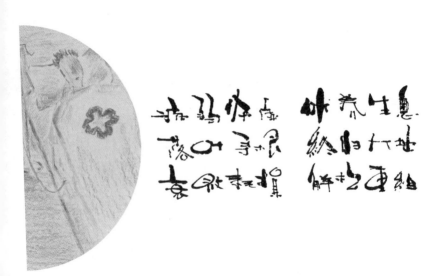

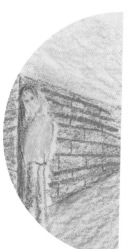

人生轉北　修順思考

選擇方向　謹順行事

孤助無援　自立自強

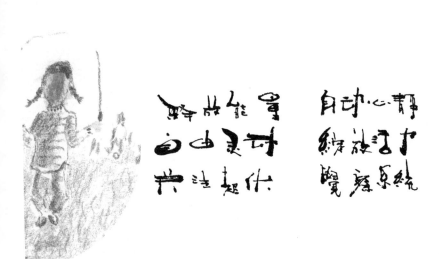

自动心静

舒放能量

纾放河中

自由灵对

觉察系统

六法超伏

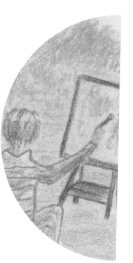

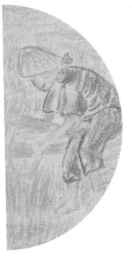

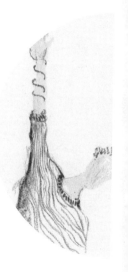

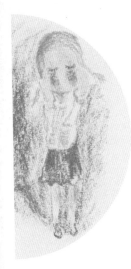

善巧心忠
側日事時
好芹完羽

差誕東管
孤艹自賞
慧人夏怜

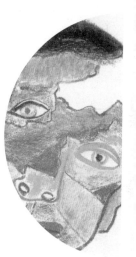

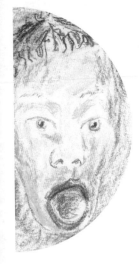

意外变故　　惊恐万状

排愤郁积　　愤不惜情

抒发情怀　　呐喊嘶号

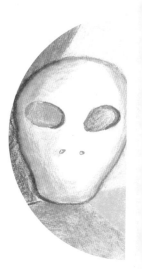

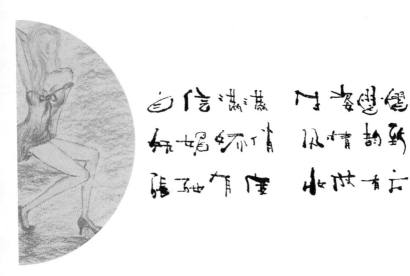

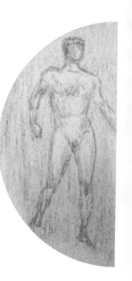

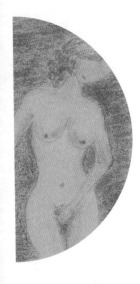

健康女性
應應扶掩
春風細雨

溫海如洁
藏心梅意
雨慮上人

榮辱事件　生心意外
切膚之痛　無法解脫
自糾自纏　自走自找

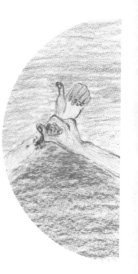

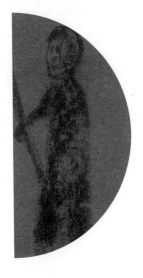

鬼魅用影　　惊恐相肖

滿腹心事　　無法解脫

┐薩意緣　　半之死卡

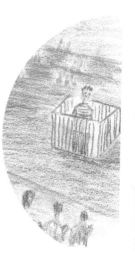

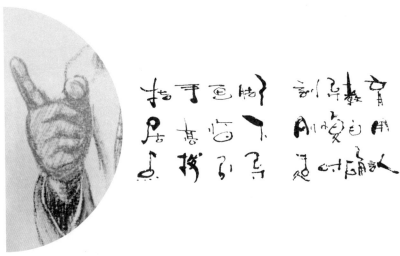

三人行，必有我师

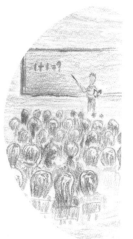

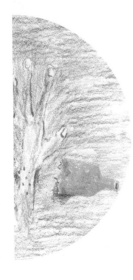

一旦浔觉始 便无浔觉终

有缘天下人 尽享浔觉福

四川大学得觉文化发展研究中心

得觉理论是根植于东方文化的一套思想体系，集自然、社会生活之精华，汇人类文明之成果，具独创思维和民族精神。

四川大学得觉文化发展研究中心（以下简称"中心"）致力于传播优秀的文化理念与生活智慧，关爱社会中个人成长、组织和谐。中心以得觉为核心，建构系统、立体、完整、统一的理论框架，助人以喜悦的智慧、快乐的思维、幸福的行动、当下的面对，促进社会和谐。

四川大学得觉文化发展研究中心的研究领域有生命科学、自然科学、心理学、宗教学、社会学、管理学、企业发展等。得觉研究人员将秉承顺事、顺时、顺变的原则，正念善行、自律自觉，全身心投入得觉事业发展，为人类社会贡献一份力量！